U0204453

含章
图鉴系列

阅读图文之美 / 优享快乐生活

含章·图鉴系列

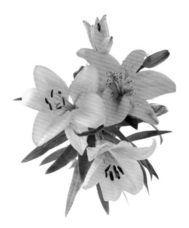

药用植物图鉴

尚云青　主编

江苏凤凰科学技术出版社 · 南京

图书在版编目（CIP）数据

药用植物图鉴 / 尚云青主编. — 南京：江苏凤凰
科学技术出版社，2017.4（2022.5 重印）
（含章·图鉴系列）
ISBN 978-7-5537-5303-4

Ⅰ.①药… Ⅱ.①尚… Ⅲ.①药用植物－图集 Ⅳ.
①R282.71-64

中国版本图书馆CIP数据核字(2015)第216897号

含章·图鉴系列

药用植物图鉴

主　　　编	尚云青	
责 任 编 辑	汤景清　倪　敏	
责 任 校 对	仲　敏	
责 任 监 制	方　晨	

出 版 发 行	江苏凤凰科学技术出版社
出版社地址	南京市湖南路 1 号 A 楼，邮编：210009
出版社网址	http://www.pspress.cn
印　　　刷	文畅阁印刷有限公司

开　　　本	880 mm × 1 230 mm　1/32
印　　　张	8
插　　　页	1
字　　　数	300 000
版　　　次	2017年4月第1版
印　　　次	2022年5月第2次印刷

标 准 书 号	ISBN 978-7-5537-5303-4
定　　　价	45.00元

图书如有印装质量问题，可随时向我社印务部调换。

前言

　　世界已知植物约有 27 万种。我国地域辽阔，气候多样，地形复杂，是世界上植物生物多样性最丰富的国家之一。全国已知植物约有 25700 种，其中很多植物都具有药用价值。20 世纪 80 年代，资源调查发现我国的药用植物资源种类包括 383 科、2309 属、11146 种，其中藻、菌、地衣类低等植物有 459 种，苔藓、蕨类、种子植物类高等植物有 10678 种。在这些药用植物中，临床常用的植物药材有 700 多种，其中 300 多种以人工栽培为主，传统中药材的 80% 为野生资源。有些药用植物为我国所特有，如杜仲、白果。

　　药用植物是医学上用于防病、治病的植物，其植株的全部或一部分可供药用或作为制药工业的原料。药用植物种类繁多，药用部分各不相同，有全部入药的，如益母草、夏枯草、麻黄、石斛；有部分入药的，如人参、曼陀罗、射干、桔梗、杜鹃花；有需提炼后入药的，如金鸡纳霜。

　　在中国古代，《神农本草经》把药物按效用分为上、中、下三品。《神农本草经集注》中除沿用三品分类外，又按照草木部、果部、菜部、米谷部进行分类。《本草纲目》将所收药物分为 16 纲 60 类，又将草类药分为山草、芳草、隰草、毒草、蔓草、石草、苔类等。

　　医学上一般按药理作用分类，中医学常按药物功效分为解表药、清热药、祛风湿药、理气药、补虚药等。药用植物学按植物系统分类，反映了药用植物的亲缘关系，以利于形态解剖和成分等方面的研究。中药鉴定学、药用植物栽培学常按药用部分类，分为根、根茎、皮、叶、花、果实、种子、全草等类，便于药材特征的鉴别和掌握其栽培特点。

　　本书以图文并茂的形式详细介绍了药用植物的分类和鉴别方法，并按照茎叶类、根茎类、花类、果籽类、藻菇类分成五章，详细介绍了每个章节内所含植物的性味、归经、别名、分布、习性、功效主治、人群宜忌，并提供了温馨小贴士。相信会为读者了解和掌握药用植物的相关知识提供很大帮助。

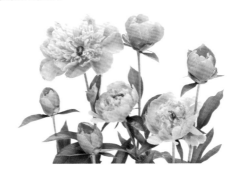

阅读导航

每种药用植物除了通常的名称，
还有另外的一种或几种名称。

学名或被认可的俗名。

介绍各种药用植物的
生长环境，方便读者
栽培。

饮食的注意事项，最
适合食用的人群，不
能食用的人群。

细致描绘各部位特征。

別名：三叶酸、酸味草、酸米子草、六角方等
性味：味酸，性凉　　归经：入肝经

酢浆草

　　酢浆草具有清热解毒、活血散淤、凉血祛湿、消肿止痛、抗菌消炎的功效，可以辅助治疗风湿疼痛、慢性肝炎、尿路感染、感冒发热、结石、痢疾等症。捣烂外敷可以缓解跌打损伤、痈肿疮疖等病症。酢浆草15克用水冲，加红糖蒸服，可缓解水泻。酢浆草研末，每服15克，开水送服，可改善痢疾。用酢浆草捣汁，煎五苓散服下，可缓解小便血淋。

◉ 习性：喜向阳、温暖、湿润的环境，夏季炎热地区宜遮半阴，抗旱能力较强，不耐寒。

◉ 分布：全国各地。

◉ 宜忌：孕妇忌用。若牛羊食之过多，亦可中毒致死。

茎细弱，多分枝，直立或
匍匐，匍匐茎节上生根

叶基生或茎上互生，托
叶小，长圆形或卵形

花瓣5，黄色或红色，
长圆状倒卵形

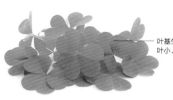

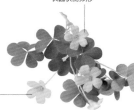

花单生或数朵集为伞
形花序状，腋生

药用部位：茎叶　　小贴士：嫩茎叶入沸水锅中焯熟后，捞出用清水漂洗，可凉拌、炒食、做汤

有些药用植物以果实入药，有些以花、茎叶入
药，有些根部入药，有些则全株皆可药用。

各种药用植物的中药性质和滋味。

介绍药用植物的功效、适应病症以及一些小偏方，方便读者对症下药。

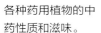

别名：蚩休、重台、草甘遂、螫休、紫河车、重楼金线
性味：味苦，性寒　　归经：入肝经

蚤休

　　蚤休具有消炎止痛、消肿镇定、止血止咳、平喘祛风、清热解毒的功效，可以辅助治疗咽喉肿痛、慢性气管炎、女性月经不调、疔疮、小儿惊风抽搐，捣烂外敷可缓解蛇虫咬伤、跌打损伤等。取适量蚤休根、朱朱根和少许雄黄，研成粉末，用白酒调搽患处，可改善带状疱疹。

◇ 习性：生长于山区山坡、林下或溪边湿地。
◇ 分布：江苏、浙江、福建、江西、安徽、湖北、四川、贵州、云南、广东、广西等地。
◇ 宜忌：体虚、无实火热毒和阴证外疡者及孕妇忌服。

叶轮生茎顶，长椭圆形或椭圆状披针形

茎单一，青紫色或紫红色

蒴果球形，熟时黄褐色，内含多个鲜红色卵形种子

根茎肥厚，黄褐色，结节明显

用部位：根、茎叶　小贴士：挖取根茎，削去须根，晒干或烘干。以粗壮、干燥者为佳

为每种药用植物配有高清晰的彩色照片。

别名：千蕨菜、对叶莲、对牙草、铁菱角　　性味：味甘，性寒　　归经：入大肠、肝经

药用植物对于人的机体某部分的选择性作用。

千屈菜

　　千屈菜全株入药，具有清热解毒、凉血止泻、通经活络、活血化淤、利湿利水的功效，可以辅助治疗腹泻、痢疾、血崩、口腔溃疡、淤血经闭等症。取 25 克千屈菜，用适量清水煎服，可缓解痢疾。将千屈菜叶、向日葵盘烘干，共同研成粉末，用蜂蜜拌匀搽患处，可缓解溃疡。

◇ 习性：喜光照、湿润、通风良好的环境，耐盐碱，在肥沃、疏松的土壤中生长效果更好。
◇ 分布：南北各地均有野生。
◇ 宜忌：一般人群皆可食用，尤宜痢疾、血崩、溃疡、淤血经闭患者。

长穗状花序顶生，多而小的花朵密生于叶状苞腋中，花玫瑰红或蓝紫色

叶对生或轮生，披针形或宽披针形，全缘，无柄

地上茎直立，4 棱

用部位：嫩茎叶　小贴士：嫩茎叶洗净后拌面蒸食，或入沸水浸烫后，用来凉拌、炒食或做汤

介绍了各种药用植物的分布地点，方便读者采摘。

简单易操作的食用方法，药用植物的一些采摘或储存常识，鉴别植物好坏的窍门以及一些实用小偏方等。

目录

第一章　茎叶类

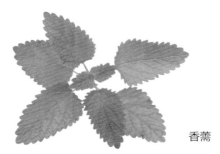

香薷

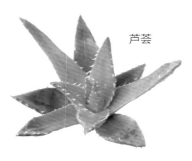
芦荟

第二章 根茎类

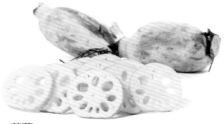
莲藕

凤眼莲

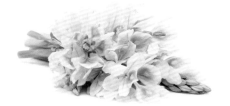

第三章　花类

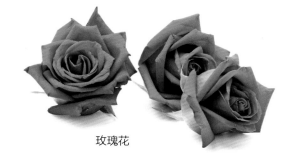

玫瑰花

山茶花

第四章 果籽类

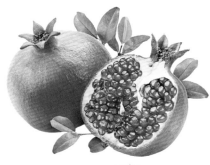

石榴

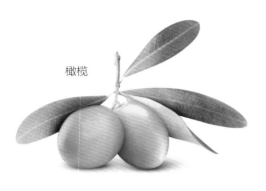

橄榄

第五章 藻菇类

小美牛肝菌

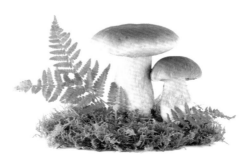

植物的分类系谱

界（Kingdom）

地球上的生物被分为非细胞生物域、真核生物域或原核生物域，没有细胞核的生物（细菌和古细菌）被归入原核生物。真核生物域又分四个界：原生生物界、真菌界、植物界和动物界。植物是生命的主要形态之一，包含了如乔木、灌木、藤类、青草、蕨类、地衣及绿藻等人们所熟悉的生物，故植物界又分为种子植物、苔藓植物、蕨类植物和拟蕨类等植物，现存大约有35万个物种。

门（Phylum）

门隶属于界，分为蓝藻门、眼虫藻门、绿藻门、轮藻门、金藻门、红藻门、褐藻门、细菌门、黏菌门、真菌门、地衣门、苔藓植物门、蕨类植物门、裸子植物门、被子植物门等。

纲（Class）

纲隶属于门，分为单子叶植物纲、双子叶植物纲。

目（Order）

目隶属于纲，有泽泻目、水鳖目、槟榔目、天南星目、鸭跖草目、莎草目、姜目、百合目、蔷薇目、石竹目、无患子目、毛茛目、玄参目、鼠李目、胡椒目、樟目等。

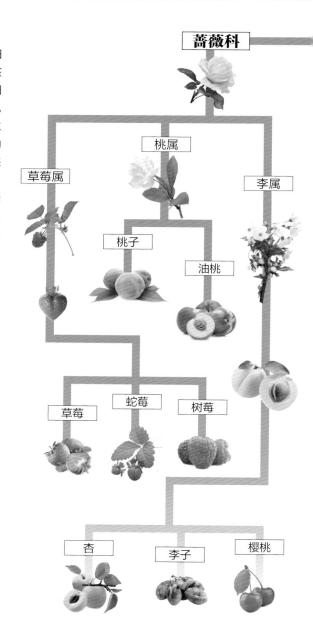

蔷薇科

桃属

草莓属

李属

桃子

油桃

草莓

蛇莓

树莓

杏

李子

樱桃

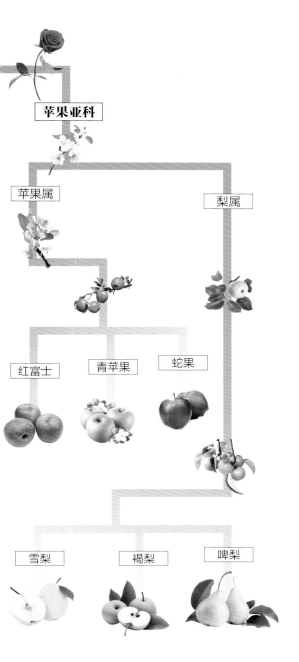

苹果亚科

苹果属

梨属

红富士　青苹果　蛇果

雪梨　褐梨　啤梨

科（Family）

科隶属于目，有香蒲科、眼子菜科、茨藻科、冰沼草科、泽泻科、禾本科、雨久花科、灯心草科、薯蓣科、芭蕉科、姜科、兰科、景天科、豆科等。一个科包含了一个或者几个相近的属。

属（Genus）

有蔷薇属、向日葵属、蓝雪属、栀子属、杜鹃花属、野豌豆属、万寿菊属、曼陀罗属、酢浆草属、兔耳草属、见血封喉属、茶属等。属隶属于科。

种（Species）

每个单位的个体就是一个种，具有相似的形态特征。

亚种（Subspecies）

亚种是具有地理分化特征的种群，在分类上与本种中其他亚种有可供区别的形态和生物学特征。

变种（Variety）

种内某一个体可能由于突变而发生变异，在自然选择和人工选择下，这种变异会在种内不断扩散，最后形成某些遗传性不同于原种的一个群体。

植物的结构

花

　　花通常被称为花朵，是被子植物的繁殖器官。花用它们的色彩和气味吸引昆虫来传播花粉。有些植物的花单生于植株上，而有些植物的花则簇生于植株上。大多数植物的花同时具有雌蕊和雄蕊，这在植物学上称为"完全花""两性花"或者"雌雄同花"。不过，也有一些植物的花是"不完全花"或"单性花"，即只有雄蕊或雌蕊的花。如果雌花与雄花分别生长在不同的植株上，则称为"雌雄异株"；相反，如果单性的雄花和雌花同生于一植株，则称为"雌雄同株"。

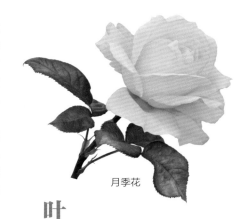

月季花

叶

　　叶是维管植物营养器官之一，是种子植物制造有机物质极为重要的器官。通常植物的叶子是由表皮、叶肉、叶脉3 个部分组成，并且每个部分又可以再细分。各部分同时在执行着自己的功能，以保证植物体的正常生存。 大多数植物的叶子是绿色的，因为其中含有叶绿素；但也有些植物的叶子是其他颜色，有的植物的叶子随生长期不同而变换不同的颜色。

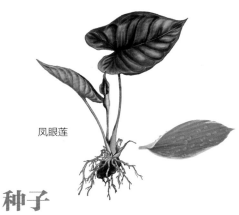

凤眼莲

种子

　　种子是裸子植物、被子植物特有的繁殖体，由胚珠经过传粉受精形成。一般植物的种子由种皮、胚和胚乳3 个部分组成，种子的大小、形状、颜色因种类不同而异。种子表面有的光滑发亮，也有的暗淡或粗糙。有的种子还具有翅、冠毛、刺、芒和毛等附属物，这些都有助于种子的传播。

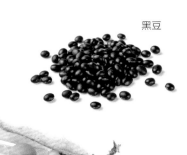

黑豆

黄豆

果实

果实是被子植物的花经过传粉、受精后，由雌蕊或有花的其他部分参加而形成具有果皮及种子的器官，包含了一个或多个种子。果实的类一般可归纳成 3 类：由一朵花中的单个雌蕊的子房形成的果实称"单果"（如毛桃、欧李等）；由一朵花中的数个或多个离生雌蕊的子房及花托共同形成的称"聚合果"（如蛇莓等）；由整个花序许多花的子房（或有其他花器官参与）形成的称"聚花果"或"复果"（如无花果等）。

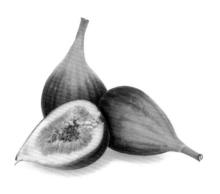

无花果

根

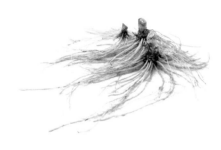

缬草根

一般指植物在地下的部位。主要起到固持植物体，吸收水分和溶于水中的矿物质，将水与矿物质输导到茎，以及储藏养分的作用。当种子萌发时，胚根发育成幼根突破种皮，与地面垂直向下生长为主根。当主根生长到一定程度时，从其内部生出许多支根，称侧根。除了主根和侧根外，在茎、叶或老根上生出的根，叫作不定根。经过反复多次分支，形成整个植物的根系。

茎

茎是维管植物地上部分的骨干，上面生着叶、花和果实。茎具有输导营养物质和水分以及支持叶、花和果实在一定空间生存的作用，有的还具有光合作用、贮藏营养物质和繁殖的功能。大多数种子植物茎的外形为圆柱形，也有少数植物的茎有其他形状，有些仙人掌科植物的茎为扁圆形或多角柱形。茎的分枝是普遍现象，能够增加植物的体积，充分地利用阳光和外界物质，有利繁殖后代。

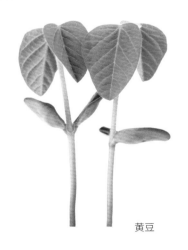

黄豆

药用植物的叶

　　叶序、叶片大小和形状等都是鉴别药用植物的关键，特别是当一种药用植物花的特征不明显的时候，叶的特征显得尤为重要。药用植物叶子的形状大致有三角形、倒卵形、匙形、琵琶形、倒披针形、长椭圆形、心形、倒心形、线形、镰形、卵形、披针形、倒向羽裂形、戟形、肾形、圆形、椭圆形、卵圆形、针形等多种，如下图所示：

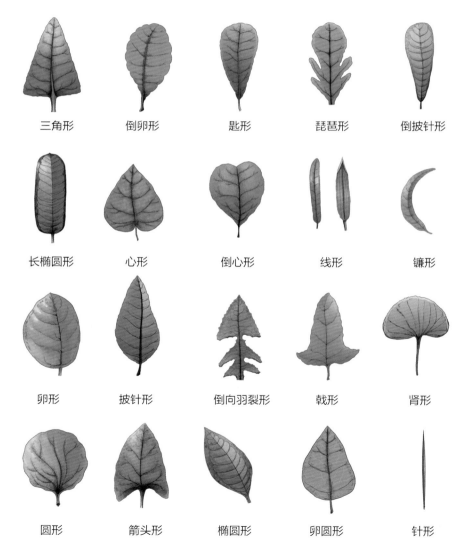

三角形　　　　倒卵形　　　　匙形　　　　琵琶形　　　　倒披针形

长椭圆形　　　心形　　　　倒心形　　　　线形　　　　镰形

卵形　　　　披针形　　　倒向羽裂形　　　戟形　　　　肾形

圆形　　　　箭头形　　　椭圆形　　　卵圆形　　　针形

单叶——每个叶柄上只长有一个叶片。

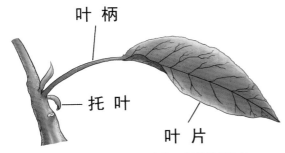

叶片上粗细不等的脉络，叫作叶脉。叶脉分两种：

网状脉——叶脉相互交错，形成网状。大多数双子叶植物的叶脉为网状脉。

平行脉——叶脉互不交错，大体上平行分布。大多数单子叶植物的叶脉为平行脉。

叶片是叶的主体部分，通常为一很薄的扁平体。

托叶是叶柄基部、两侧或腋部所着生的细小、绿色或膜质片状物。

叶柄是叶片与茎的联系部分，其上端与叶片相连，下端着生在茎上。叶柄通常位于叶片的基部。

复叶——包括很多种类。

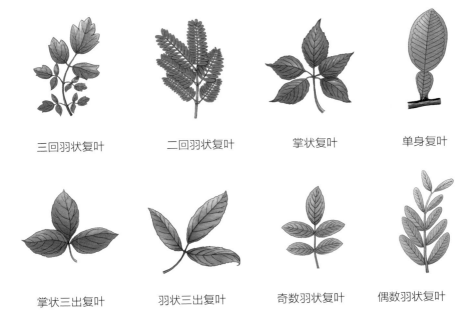

三回羽状复叶　　　二回羽状复叶　　　掌状复叶　　　单身复叶

掌状三出复叶　　　羽状三出复叶　　　奇数羽状复叶　　　偶数羽状复叶

叶缘是叶片周边的边缘。常见的叶缘类型有：

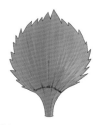

缺刻

叶片边缘凹凸不齐，如黄瓜叶、荠菜叶等。

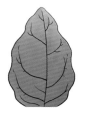

浅波状

周边稍显凸凹而呈波纹状，如弯花筋骨草叶、肉穗草叶、金丝木通叶等。

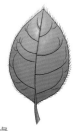

睫状缘

周边齿状，齿尖两边相等、极细锐，如石竹叶等。

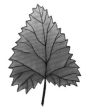

齿缘

周边齿状，齿尖两边相等，且较粗大，如红罂粟叶、苦菜叶等。

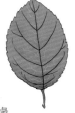

圆锯齿缘

周边有向外凸出的圆弧形的缺刻，两弧线相连处形成一内凹尖角，如紫背草叶等。

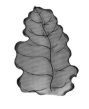

皱波状

叶片三回三出分裂，如皱波黄堇叶、皱波角叉菜叶等。

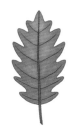

羽状浅裂

叶片具羽状脉，裂片在中脉两侧像羽毛状分裂，裂片的深度不超过 1/2，如辽东栎叶等。

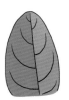

全缘

叶子周边平滑或近于平滑，如女贞叶、樟叶、紫荆叶、海桐叶等。

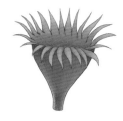

羽状条裂

末回小羽片顶端深裂成一些条状的裂片，如条裂铁线蕨叶等。

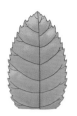

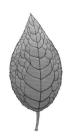

重锯齿缘

  周边锯齿状，齿尖两边不等，通常向一侧倾斜，齿尖两边亦呈锯齿状，如刺儿菜叶等。

细锯齿缘

  周边锯齿状，齿尖两边不等，通常向一侧倾斜，齿尖细锐，如茜草叶、墨头菜叶、甜根子草叶等。

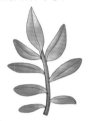

羽状深裂

  叶片具羽状脉，裂片深度超过1/2，但叶片并不因为缺刻而间断，如抱茎苦荬菜叶、昭和草叶等。

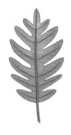

羽状全裂

  叶片具羽状脉，裂片深达中央，造成叶片间断，裂片之间彼此分开，如鱼尾葵叶、鬼针草叶等。

  叶序是叶在茎上排列的方式，它的类型包括轮生、对生、簇生、基生和互生。

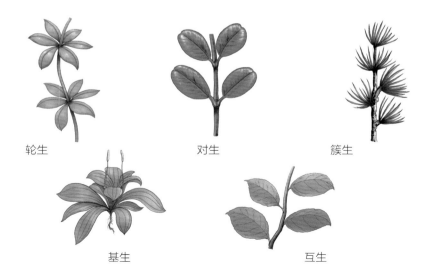

轮生   对生   簇生

基生   互生

药用植物的花

花的构造

　　花朵是种子植物的有性繁殖器官，有为植物繁殖后代的作用。如果花没有任何枝干，而是单生于叶腋，称为无柄花，其他花上与茎连接并起支持作用的小枝则称为花柄。若花柄具分支，且各分支均有花着生，则各分支称为小梗。花柄的顶端膨大部分称为花托，花的各部分轮生于花托之上。一朵完整的花包括了 6 个基本部分，即花梗、花托、花萼、花冠、雄蕊群和雌蕊群。

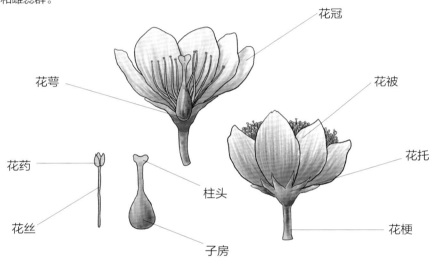

花冠

花萼

花被

花药

花托

花丝

柱头

花梗

子房

花萼：位于花的最外层的一轮萼片，通常为绿色，但也有些植物的花萼呈花瓣状。

花冠：位于花萼的内轮，由花瓣组成，较为薄软，常有颜色以吸引昆虫帮助授粉。

雄蕊群：为一朵花内雄蕊的总称。花药着生于花丝顶部，是形成花粉的地方，花粉中含有雄配子。

雌蕊群：为一朵花内雌蕊的总称，可由一个或多个雌蕊组成。组成雌蕊的繁殖器官称为心皮，包含有子房，子房室内有胚珠（内含雌配子）。

花梗（花柄）：是连接茎的小枝，也是茎和花相连的通道，并支持着花。花梗有长、有短，也有的花无花梗。

花托：是花梗顶端略膨大的部分，着生花萼、花冠等部分，有多种形状。

花被：为花萼和花冠的合称。常分为两被花、单被花、无被花（裸花）三类。

花的形状

花的各部分及花序在长期的进化过程中，产生了各式各样的适应性变异，因而形成各种各样的类型。大约25万种被子植物中就有25万种的花式样。

花被可从任何角度通过中央轴线一分为二，所得的两半都是对称相等的，称为辐射对称花或整齐花，例如月季和桃花。

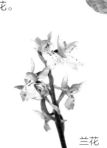

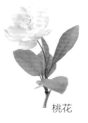

月季花

桃花

有些花只能按一个角度切为两个对称面，称左右对称花或不整齐花，例如金鱼草和兰花。

金鱼草

兰花

常见的花的形状分为以下几种：唇状、舌状、漏斗状、钟状、坛状、蝶状、高脚碟状和辐状。

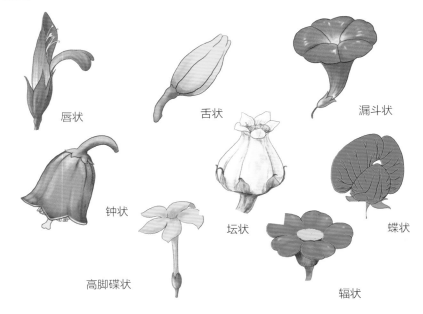

唇状

舌状

漏斗状

钟状

坛状

蝶状

高脚碟状

辐状

花序

花序是花梗上的一群或一丛花，依固定方式排列的形态，是植物的固定特征之一。花序分为无限花序和有限花序。多数植物的花，密集或稀疏地按一定排列顺序，着生在特殊的总花柄上。花在总花柄上有规律的排列方式，称花序。花序的总花柄或主轴称花轴，也称花序轴。花柄及花轴基部生有苞片，有的花序的苞片密集在一起，组成总苞，如菊科植物中的蒲公英等的花序。有的苞片转变为特殊形态，如禾本科植物小穗基部的颖片。常见的花序类型有以下 8 种：

1. 总状花序

每朵小花都有一个花柄与花轴有规律地相连，在整个花轴上可以看到不同发育程度的花朵，着生在花轴下面的花朵发育较早，而接近花轴顶部的花发育较迟。花轴单一、较长，自下而上依次着生有柄的花朵，各花的花柄大致长短相等，开花顺序由下而上。

紫藤

油菜花

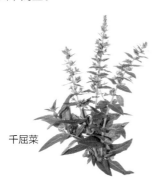

千屈菜

2. 穗状花序

花序与总状花序相同，只有一个花轴，花轴直立，其上着生许多无柄或柄很短的小花。小花为两性花。禾本科、莎草科、苋科和蓼种中许多植物都具有穗状花序。

3. 柔荑花序

属于无限花序的一种，花轴较软，其上着生多数无柄或具短柄的单性花（雄花或雌花），花分为无花被和有花被，花序柔韧，下垂或直立，开花后常整个花序一起脱落。

柳树

4. 二歧聚伞花序

主轴上端节上具二侧轴，所分出侧轴又继续同时向两侧分出二侧轴的花序。如大叶黄杨、卫矛等卫矛科植物的花序，以及石竹、卷耳、繁缕等石竹科植物。

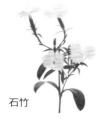

石竹

5. 伞房花序

或称平顶总状花序，是变形的总状花序。不同于总状花序之处在于花序上各花花柄的长短不一，下部花花柄最长，愈近花轴上部的花花柄愈短，结果使得整个花序上的花几乎排列在一个平面上。花有梗，排列在花序轴的近顶部，下边的花梗较长，向上渐短。花位于一近似平面上，如麻叶绣球、山楂等。如几个伞房花序排列在花序总轴的近顶部者称复伞房花序，如绣线菊。

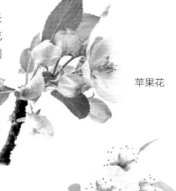

苹果花

褐梨花

6. 头状花序

由许多无柄小花（或仅有一朵花）密集着生于花序轴的顶部，聚成头状。外形酷似一朵大花，实为由多花（或一朵）组成的花序。一般由许多头状花序组成圆锥花序、伞房花序等。花轴极度缩短而膨大，呈扁形、铺展状，各苞片叶常集成总苞。

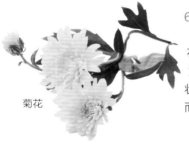

菊花

7. 圆锥花序

在长花轴上分生许多小枝，每一小枝自成一总状花序。整个花序由许多小的总状花序组成，故又称复总状花序。

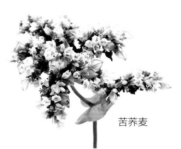

苦荞麦

8. 伞形花序

在开花期内，花序的初生花轴可继续向上生长、延伸，不断生出新的苞片，并在其腋中产生花朵。开花的顺序是花序轴基部的花最先开放，然后向顶端依次开放。如果花序轴短缩，花朵密集，则花由边缘向中央依次开放。每朵花有近乎等长的花柄，从一个花序梗顶部伸出多个花梗近似等长的花，整个花序形如伞，称伞形花序。每一小花梗称为伞梗。

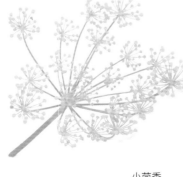

小茴香

药用植物的果实

　　果实成熟的时候，果汁通常都很充足，但也有一些果实的果皮革质或木质相对较干燥。裂果成熟的时候一般会自行裂开，释放出种子，但闭果却不开裂。药用植物的果实，一般有以下几种类型。

　　蒴果： 蒴果是由合生心皮的复雌蕊发育成的果实，内含许多种子，成熟后裂开。蒴果有多种裂开方式，以释放种子。这是被子植物常见的果实类型，包括罂粟科在内的许多植物。

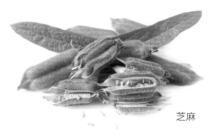

芝麻

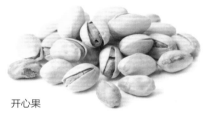

开心果

　　坚果： 闭果的一个分类，果皮坚硬，木质化，内含 1 粒种子，与果皮分离，如板栗等的果实。许多树都会形成坚果，也有一些植物会形成小型坚果。

　　浆果： 一种多汁肉质单果，由一个或几个心皮形成，含一粒至多粒种子，如香蕉、番茄、酸果蔓。其鲜美的果肉吸引动物来采食，这有助于种子的传播。很多植物都可以形成浆果。

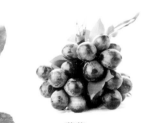

葡萄

杨梅

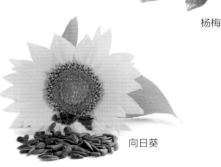

向日葵

　　瘦果： 果皮坚硬，革质或木质，不开裂，内有一粒种子，由 1~3 个心皮构成的小型闭果，如白头翁有 1 个心皮，向日葵有 2 个心皮。许多瘦果都有延伸物，有利于种子的传播。

蓇葖果：这是由离心皮单蕊发育而成的果实，果形多样，皮较厚，单室，内含种子一粒或多粒，成熟时果实仅沿一个缝线裂开。长春花科的植物是典型的蓇葖果，毛茛科的植物也会形成蓇葖果。

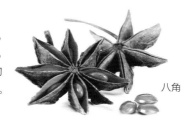

八角

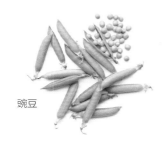

豌豆

荚果：这是由单心皮发育而成的果实，成熟时沿背缝（心皮中肋）和腹缝线（心皮边缘）开裂成两片果皮，将一粒或多粒种子散布于外。荚果是豆科植物特有的一种干果，如大豆、豌豆、蚕豆等。

聚合果：也称花序果、复果，是指一朵花的许多离生单雌蕊聚集剩余花托，并与花托共同发育形成的果实。单一果实由两个或多个心皮及茎轴发育而成，如凤梨、无花果、桑葚等。

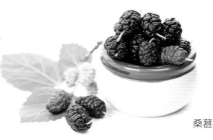

桑葚

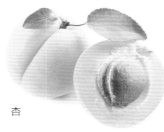

杏

核果：这是由一个心皮发育而成的肉质果，一般内果皮木质化形成核，如毛桃、欧李、野杏、橄榄等。核果的特征跟浆果很相似，但是核果的果皮比较硬。

柑果：其果实由子房发育而成，可食用部分是内果皮里的囊汁，如柑、柚、橙等。

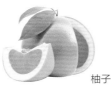

柚子

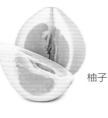

柚子

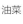

油菜

长角果：随着果实的成熟变成细长角状，在各室内着生多数种子。其成熟干燥的果皮，从基部向上作二瓣开裂，散出种子。

药用植物的种子

　　裸子植物和被子植物特有的繁殖体，是由胚珠经过传粉受精形成。一般植物的种子由种皮、胚和胚乳 3 个部分组成，但有的植物的种子只有种皮和胚两部分。种子具有种种适于传播或抵抗不良条件的结构，为植物的种族延续创造了良好条件。所以在植物系统发育过程中，种子植物能够代替蕨类植物取得优势地位。

　　种子的大小、形状、颜色因种类不同而异。

种子的形状

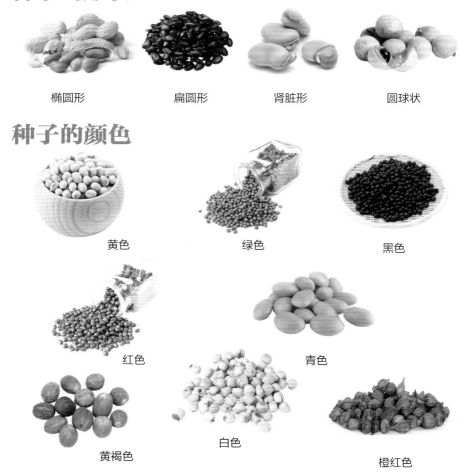

椭圆形　　　　　扁圆形　　　　　肾脏形　　　　　圆球状

种子的颜色

黄色

绿色

黑色

红色

青色

黄褐色

白色

橙红色

有的种子还具有翅、冠毛、刺、芒和毛等附属物，这些都有助于种子的传播。

自体传播

靠植物体本身传播，不依赖其他的传播媒介。果实或种子本身具有重量，成熟后，果实或种子会因重力作用直接掉落地面。

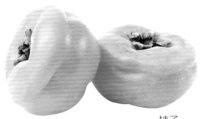

柿子

风传播

有些种子会长出形状如翅膀或羽毛状的附属物，乘风飞行。有些细小的种子，它的表面积与重量相对比例较大，因此能够随风飘散。

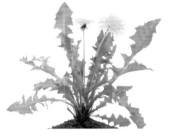

蒲公英

水传播

靠水传播的种子，其表面蜡质不沾水，果皮含有气室，比重较水低，可以浮在水面上，经由溪流或是洋流传播。这类种子的种皮常具有丰厚的纤维质，可防止种子因浸泡、吸水而腐烂或下沉。

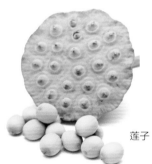

莲子

鸟传播

鸟类传播的种子，大部分都是肉质的果实，例如浆果、核果及隐花果。果实被鸟采食后，种子经过消化道后随意排泄。靠鸟类传播种子的植物是比较先进的一群，因鸟类传播种子的距离是所有方式中最远的。

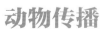

樱桃

动物传播

人和动物若走在草丛中，会有许多植物的种子或果实粘在衣服和裤子上，粘在动物的身上或者是动物的食物上，种子就被传播开来了。

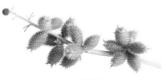

苍耳子

药用植物的其他用途

烹饪

在烹饪过程中，药用植物有的可以作为食材使用，有的可以作为调味料或菜品的装饰，有的还能起到食疗的功效。如黄花菜又名萱草，鲜花可煎食、炒菜、做汤，最适宜置于蒸笼内蒸至萎蔫后晒制成干黄花食用。香椿的茎尖和嫩叶均可食用，如凉拌菜调味，或以鸡蛋调和煎食、炒食等，有特殊香气，味道鲜美。百合地下鳞茎剥去皮后瓣可煮食或泡茶饮；农历腊月初八，民间素有吃"腊八粥"的习俗，以百合、红枣、莲子、薏苡仁、花生、红豆、糯米、腊肉丁等加水一起煮成粥即可。

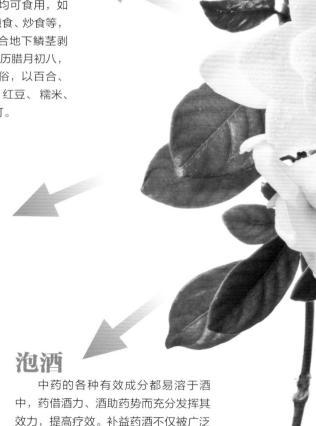

饮料

植物饮料指的是以植物或植物提取物为原料经加工或发酵制成的饮料制品。世界各地的居民都在寻找当地的植物调制饮料，如摩门茶、巴拉圭茶、果拉那等，其中茶和咖啡等现在已被广泛饮用。

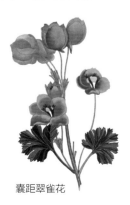

囊距翠雀花

泡酒

中药的各种有效成分都易溶于酒中，药借酒力、酒助药势而充分发挥其效力，提高疗效。补益药酒不仅被广泛应用于各种慢性虚损疾病的防治，还能抗衰老、延年益寿。人参酒具有补气血、宁心安神、滋肝明目的功效；灵芝丹参酒具有治虚弱、益精神的功效。

驱虫

　　一些药用植物可以作为天然的驱虫剂。驱蚊植物有夜来香、薰衣草、猪笼草等，在其生长期中会通过叶片、花等组织或器官散发出一些气味或者特殊化学物质。这些化学物质对人体无害，但能驱赶靠近自己的昆虫，所以人们常常用它们来驱蚊。

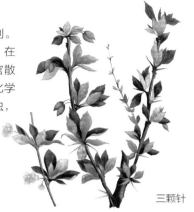

三颗针

美容护肤精油

　　植物精油是萃取植物特有的芳香物质而制成的，是将草本植物的花、叶、根、树皮、果实、种子、树脂等以蒸馏、压榨等方式提炼出来的。薄荷精油和百里香精油可降低皮肤中游离基的老化速度；薰衣草精油可清洁皮肤、控制油分、祛斑美白、祛皱嫩肤、祛除眼袋黑眼圈，还可促进受损组织再生恢复等。传统的法国香水就是由精油、麝香和乙醇混合配制而成的。

美化环境

　　植物能改善生活环境。在办公室放一些栽培植物，如杜鹃花、绿萝、花叶万年青、仙人掌、多肉等能清除各种污染物，包括易导致疾病的香烟、清洁剂和喷雾胶中的各种有害物质。植物还可以增加空气中的氧气，降低二氧化碳，使人的思维更加敏捷，注意力更加集中。大型植物还可以降低办公室内令人不适的噪音。棕榈类植物可增加空气中的湿度。

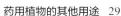

辛夷

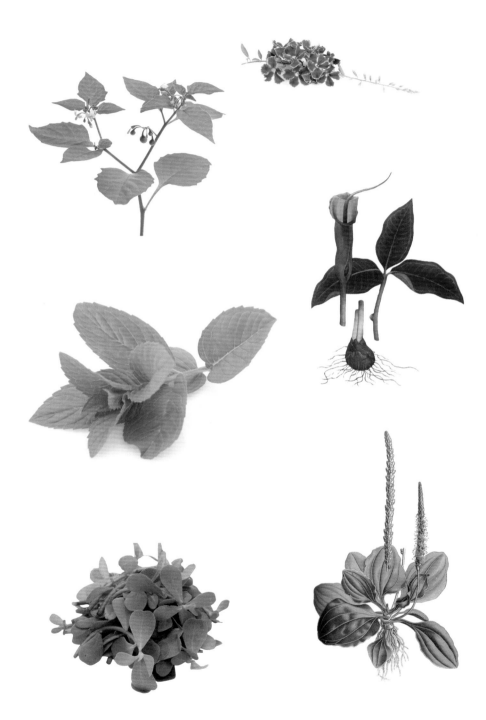

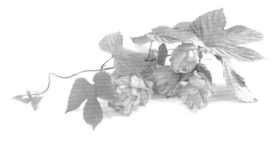

第一章
茎叶类

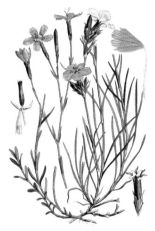

维管植物地上部分的骨干，
对上面着生的叶、花和果实具有输导营养物质和
水分以及在一定空间的支持作用。
茎叶类植物的采集多集中在植物的生长季节，
因此春季是采集茎叶类植物的最佳季节。
大多数的草本植物在整个生长季节都可采集，
采集的时间较长。

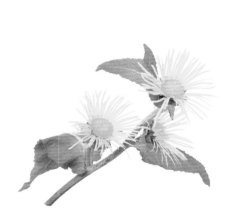

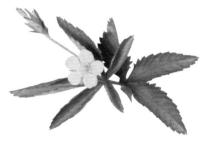

别名：黄花地丁、婆婆丁、黄花苗
性味：味甘、苦，性寒　　归经：入膀胱、肾经

蒲公英

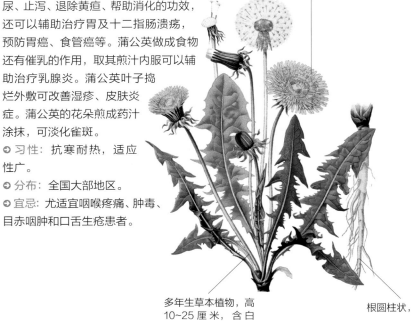

蒲公英可以全草入药，具有清热解毒、利尿、止泻、退除黄疸、帮助消化的功效，还可以辅助治疗胃及十二指肠溃疡，预防胃癌、食管癌等。蒲公英做成食物还有催乳的作用，取其煎汁内服可以辅助治疗乳腺炎。蒲公英叶子捣烂外敷可改善湿疹、皮肤炎症。蒲公英的花朵煎成药汁涂抹，可淡化雀斑。

◎ 习性：抗寒耐热，适应性广。

◎ 分布：全国大部分地区。

◎ 宜忌：尤适宜咽喉疼痛、肿毒、目赤咽肿和口舌生疮患者。

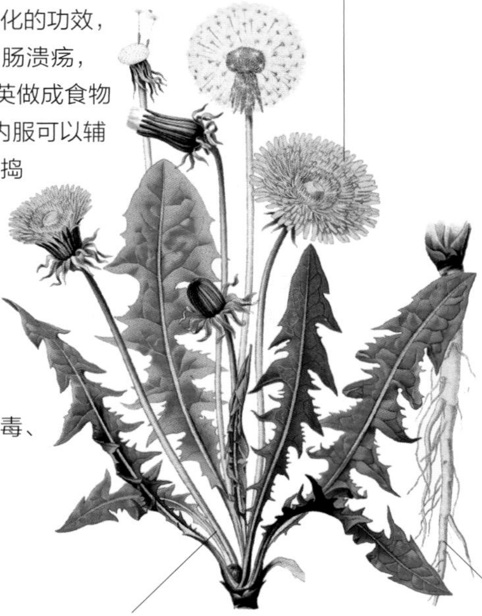
舌状花黄色，舌片背面具紫红色条纹
多年生草本植物，高10~25厘米，含白色乳汁
根圆柱状，粗壮

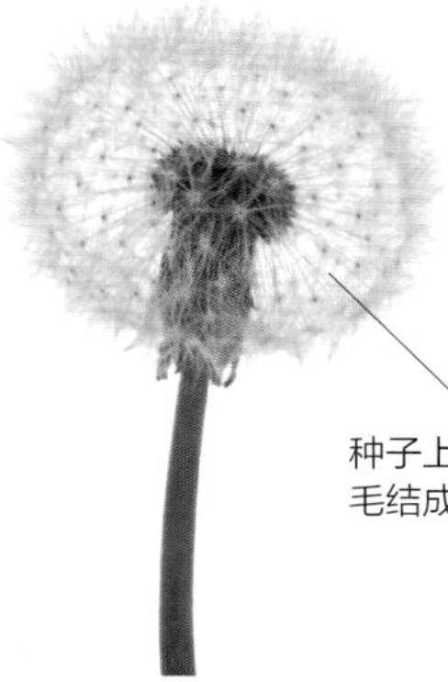
种子上有白色冠毛结成的绒球

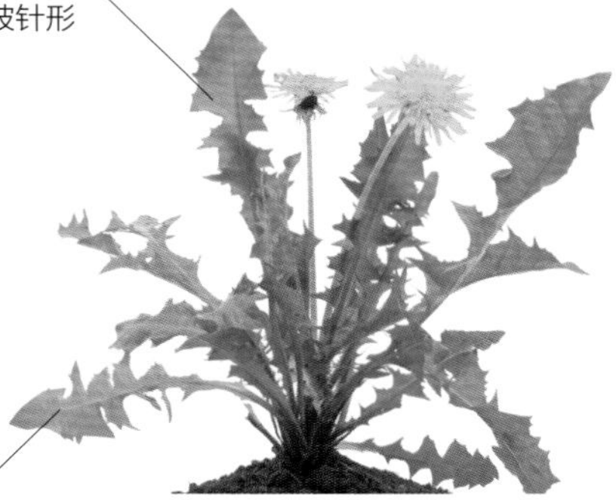
裂片三角形或三角状披针形
叶根生，排成莲座状，狭倒披针形，大头羽裂

药用部位：嫩叶、未开花的花蕾 | 小贴士：以叶多、色灰绿、根完整、无杂质者为佳

别名：大芸、寸芸、苁蓉、查干告亚
性味：味甘、咸，性温　　归经：入肾、大肠经

肉苁蓉

肉苁蓉具有温补肾阳、通肠便、生精血的功效，可以辅助治疗由肾阳虚衰、精血不足所导致的阳痿、遗精、尿频、腰痛酸痛、耳鸣目花、月经不调、宫寒不孕、慢性盆腔炎等症。取 30 克肉苁蓉和 30 克粳米熬煮成粥，食服，可改善老年性多尿症。

◎ 习性：喜生于轻度盐渍化的松软沙地上，适宜生长区的气候干旱，降雨量少，蒸发量大，日照时数长，昼夜温差大。

◎ 分布：内蒙古、宁夏、甘肃、新疆。

◎ 宜忌：火盛便闭、心虚气胀、泄泻、肾中有热、强阳易兴而精不固者忌用。

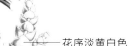

花序穗状

花序淡黄白色
或淡紫色

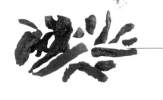

干品表面灰棕色
或棕褐色，有纵沟

茎不分枝或自基部分
2~4 枝，向上渐变细，
直径 2~5 厘米

花冠筒状钟形

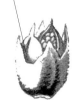

叶肉质，鳞片状，螺旋状排
列，淡黄白色，下部叶紧密，
宽卵形或三角状卵形

药用部位：茎　｜　小贴士：以条粗壮、密生鳞叶、质柔润者为佳

淫羊藿

　　淫羊藿可补肾固阳、祛风湿、通肠便、利水消肿，可以辅助治疗阳痿、小便淋沥、咳嗽、虚火、牙龈肿痛、腰膝无力、风湿疼痛、高血压等症。淫羊藿还可配仙茅、山萸肉、肉苁蓉等，加水煎服，可改善腰膝酸软。

○ 习性：生长于海拔 200~1750 米的地区，一般生于山坡草丛中、水沟边、林下、灌丛中及岩边石缝中。

○ 分布：江西、陕西、湖南、四川、浙江、广西、安徽、湖北、福建、甘肃、广东等地。

○ 宜忌：阴虚火旺、阳强易举、口干、手足心发热、潮热、盗汗者忌服。

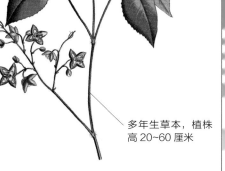

叶为 2 回 3 出复叶，有长柄

多年生草本，植株高 20~60 厘米

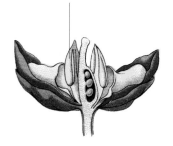

干品色泽暗淡，为棕褐色

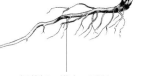

花瓣较小，白色或淡黄色

根茎长，横走，质硬，须根多数

別名：山紫草、紫丹、紫芙、茈、地血、鸦衔草、紫草根
性味：味苦，性寒　　归经：入心包络、肝经

紫草

紫草全草入药，具有清热解毒、凉血活血、通肠润便的功效，可以辅助治疗黄疸、吐血、尿血、淋浊、便秘、湿疹、丹毒等症。用紫草煎煮取汁涂抹，可改善小儿白秃。取15克紫草和50克茵陈草，加水煎煮取汁内服，可缓解黄疸症状。

◎ 习性：耐寒，忌高温，怕水浸，以石灰质壤土、沙质土壤、黏壤土为佳。

◎ 分布：河北、河南、山西、陕西、宁夏、青海、山东、江苏、安徽、江西、湖北、湖南、广西、四川、贵州、内蒙古、新疆、甘肃、西藏西部、东北地区等地。

◎ 宜忌：胃肠虚弱、大便滑泄者慎服。

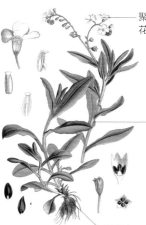

聚伞花序总状，顶生，花冠白色

茎直立，单一或上部分歧，全株被粗硬毛

根直立，圆柱形，略弯曲，外皮暗红紫色

药用部位：根、茎叶　　小贴士： 采收时连同地上茎一起挖出，切忌水洗，捆成小把，晒干即可

別名：京三棱、草三棱、鸡爪棱　　性味：味辛、苦，性平　　归经：入肝、脾经

荆三棱

荆三棱具有活血行气、破淤消积、调经止痛、通乳的功效，可以辅助治疗淤血经闭、月经不调、食积胀痛等症。取10克荆三棱，加1000毫升水，煎成500毫升，用药汁清洗乳房，可缓解乳汁不下的症状。用荆三棱、川大黄各50克，合研磨成粉末，加醋熬成膏，每天空腹服5克，用生姜、橘皮汤送下，可缓解因气血不和、经络阻滞、食积寒凝所致的脐腹偏侧或胁肋部疼痛。

◎ 习性：喜光，耐寒，适应性强。生于沼泽地水中。

◎ 分布：东北及河北、山西、内蒙古、新疆、江苏、江西、浙江、台湾、广东、贵州、四川等地。

◎ 宜忌：体虚、血枯经闭及孕妇禁服。

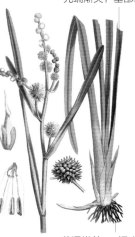

叶互生，窄条形，全缘，先端渐尖，基部鞘状抱茎

茎通常单一，间或有分枝，常膨大，末端具块茎

药用部位：根茎　　小贴士： 秋季采挖，除去茎叶，洗净，削去须根，晒干或烘干

別名：蛇床子、野茴香、野胡萝卜
性味：味辛、苦，性温　　归经：入肾经

蛇床

复伞形花序顶生和腋生

　　蛇床具有补肾固阳、祛寒暖宫、祛湿杀虫、止咳平喘的功效，可以辅助治疗阳痿、宫寒不孕、寒湿带下、阴道炎、湿疹、积食、腹胀、胃寒、痔疮、风湿关节疼痛等症。用50克蛇床子、10克白矾，煎煮取汁擦洗阴部，可缓解女性阴部瘙痒。

○ **习性**：生于湖边草地、田边及路旁杂草地。

○ **分布**：河北、山东、江苏、浙江、广西、四川、陕西、山西等地。

○ **宜忌**：下焦有湿热、肾阴不足、相火易动以及精关不固者忌服。

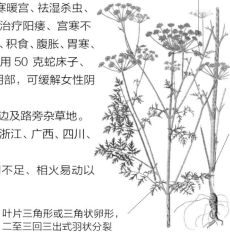

茎直立，具纵棱，被微短硬毛，下部有时带暗紫色

叶片三角形或三角状卵形，二至三回三出式羽状分裂

药用部位：果实、茎叶 | **小贴士**：夏、秋两季果实成熟时采收，摘下果实或割取地上部分晒干

別名：香附子、雀头香、草附子　　性味：味苦、辛，性凉　　归经：入肝、肺经

莎草

叶片窄线形

　　莎草具有行气解郁、凉血止血、利痰止咳、通肠润便、健胃消食的功效，可以辅助治疗胸闷不适、便秘、瘙痒以及女性胎动不安、崩漏、带下、月经不调等症，孕妇不宜食用。

○ **习性**：喜温暖湿润气候和潮湿环境，耐寒。生长于山坡荒地草丛中或水边潮湿处。

○ **分布**：陕西、甘肃、山西、河南、河北、山东、江苏、浙江、江西、安徽、云南、贵州、四川、福建、广东、广西、台湾等地。

○ **宜忌**：尤适宜胸闷不舒、便秘、风疹瘙痒、痈疮肿毒、未老先衰患者。

有匍匐根状茎细长

药用部位：根、茎叶、花 | **小贴士**：以个大、质坚实、色棕褐、香气浓者为佳

别名：苦菜、苦葵、老鸦眼睛草、天茄子、天茄苗儿
性味：味苦、微甘，性寒　　归经：入膀胱经

龙葵

　　龙葵具有清热解毒、活血凉血、散淤消肿的功效，可以辅助治疗痔疮、小便不利、痢疾、乳腺炎、尿路感染、慢性肝炎、皮肤炎症等，用其果煮粥食用，还可以降低中老年人血液黏稠度，提高血液中的氧气含量。也可帮助改善癌症患者化疗后的食欲不振、疲倦乏力等症状。

● 习性：喜温暖湿润的气候。

● 分布：全国各地。

● 宜忌：脾胃虚弱者勿服龙葵，一般人每周可以吃 1~2 次龙葵来帮助清除体内毒素，过食会加重肠胃负担，引发肠胃不适；低血糖者不宜食用。龙葵绿色未成熟果实含多量龙葵碱，不宜食用。

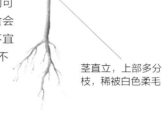

茎直立，上部多分枝，稀被白色柔毛

花冠白色，冠檐 5
深裂，裂片反折

花序短蝎尾状或近伞状，侧生或腋外生

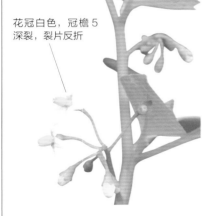

叶互生，叶片呈卵形或近菱形，叶缘有波状疏锯齿，叶片大小差异很大

药用部位：嫩叶　　小贴士：嫩茎叶用开水烫熟后挤干水分，可凉拌、炒食、做饺子馅

別名：香茹、香草、水荆芥、臭荆芥、野苏麻
性味：味辛、甘，性温　　归经：入肺、胃、脾经

香薷

　　香薷可祛湿利水、透汗解表、和中健脾、消肿消炎、平喘止咳，可以辅助治疗风寒头痛、发热、胸闷腹痛、呕吐、腹泻、水肿、小便不利、麻疹不透等症。取 5 克香薷、薄荷、淡竹叶，10 克车前草，加适量清水煎取药汁，代茶饮服，可清热除烦、利尿清心，可缓解心烦尿赤、口干口苦的症状。

◑ 习性：生于路旁、山坡、荒地、林内、河岸，海拔达 3400 米。

◑ 分布：辽宁、河北、山东、河南、安徽、江苏、浙江、江西、湖北、四川、贵州、云南、陕西、甘肃等地。

◑ 宜忌：表虚自汗、阴虚有热者禁服。

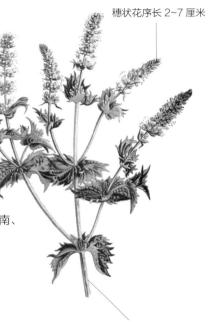

穗状花序长 2~7 厘米

茎通常自中部以上分枝，无毛或被疏柔毛

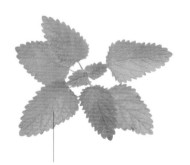

叶卵形或椭圆状披针形，边缘具锯齿，上面绿色，疏被小硬毛，下面淡绿色

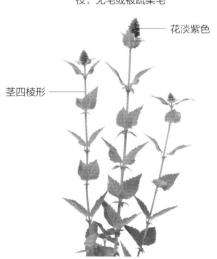

花淡紫色

茎四棱形

药用部位：茎叶　｜　小贴士：夏、秋季茎叶茂盛、果实成熟时采割。以枝嫩、穗多、香气浓者为佳

紫苏

　　紫苏具有发汗祛寒、散风解表、消炎益肺、宽中理气的功效，可以辅助治疗风寒感冒、脾胃失调、胸闷腹痛、妊娠呕吐、胎动等症。紫苏、藿香、陈皮三味药材配伍食用，可解表和中；紫苏、半夏、厚朴三味配伍，可解郁宽胸。取 15 克紫苏叶、6 克红糖，加水煎煮内服，可缓解受凉所致的腹泻。

◎ 习性：喜温暖湿润，耐湿，耐涝性较强，不耐干旱，适应性很强，对土壤要求不严。

◎ 分布：浙江、江西、湖南等中南部地区。

◎ 宜忌：特禀体质者忌服。气虚、阴虚久咳、脾虚便溏者忌食。

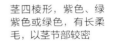

茎四棱形，紫色、绿紫色或绿色，有长柔毛，以茎节部较密

小坚果近球形，灰褐色，直径约 1.5 毫米，具网纹

叶阔卵形或圆形，长 7~13 厘米，宽 4.5~10 厘米，先端短尖或凸尖，基部圆形或阔楔形

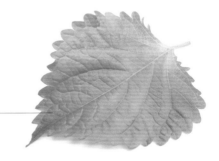

叶膜质或草质，两面绿色或紫色，或仅下面紫色，上面被疏柔毛，下面被贴生柔毛

別名：姜芥、荆芥、鼠蓂、线荠、四棱杆蒿
性味：味辛，性温　　归经：入肺、肝经

假苏

　　假苏具有清热解毒、祛风解表、止血凉血、透疹发汗的功效，可以辅助治疗麻疹、便血、崩漏、感冒、发热、头痛、目赤、咳嗽、咽喉肿痛等症。也适宜产后血晕者食用。用假苏加水煎煮取汁，每日擦洗患处，可改善痔漏肿痛。干假苏穗研末，每天黄酒送服 10 克，可缓解头晕目眩、风气头痛症。

◎ 习性：性喜阳光，多生长在温暖湿润的环境中，以疏松、肥沃的土壤为好。

◎ 分布：新疆、甘肃、陕西、河南、山西、山东、湖北、贵州、四川及云南等地。

◎ 宜忌：表虚自汗、阴虚头痛者忌服。

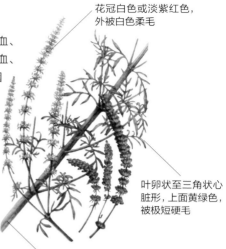

花冠白色或淡紫红色，外被白色柔毛

叶卵状至三角状心脏形，上面黄绿色，被极短硬毛

茎坚强，基部木质化，多分枝

| 药用部位：茎叶 | 小贴士：生食熟食均可，但以凉拌为多，一般将嫩尖作夏季调味料 |

別名：野麻、家麻、苎仔、青麻、白麻　　性味：性寒，味甘　　归经：入肝、心、膀胱经

苎麻

　　苎麻具有清热解毒、利尿消肿、理气安胎、凉血止血的功效，可以辅助治疗肾炎水肿、胎动不安、麻疹发热、尿路感染、先兆流产、感冒发热等症，捣烂外敷可以缓解跌打损伤、骨折、出血性疾病等。取 10 克苎麻根、人参、白垩、蛤粉，研成粉末，每天用糯米汤送服 2 克，可缓解吐血不止。

◎ 习性：生于海拔 200~1700 米的山谷林边或草坡。

◎ 分布：云南、贵州、广西、广东、福建、江西、台湾、浙江、湖北、四川、甘肃、陕西、河南等地。

◎ 宜忌：无实热者慎服。

叶互生，宽卵形或近圆形，表面粗糙

根膨大成萝卜状，褐色

高 1~2 米，茎密生柔毛

| 药用部位：茎叶 | 小贴士：冬春季采挖，洗净，晒干。置于通风换气处，防潮、防虫蛀 |

薄荷

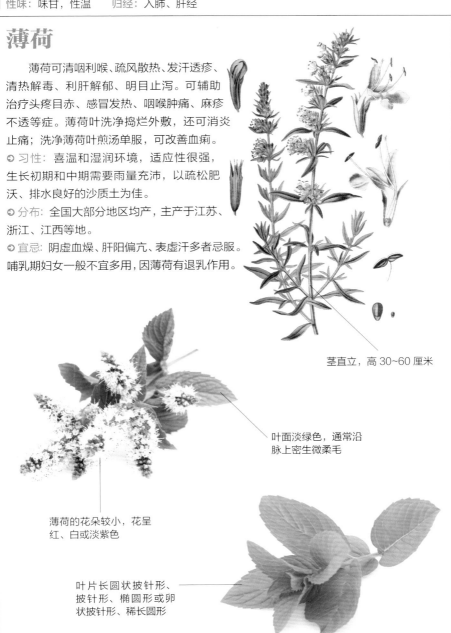

　　薄荷可清咽利喉、疏风散热、发汗透疹、清热解毒、利肝解郁、明目止泻。可辅助治疗头疼目赤、感冒发热、咽喉肿痛、麻疹不透等症。薄荷叶洗净捣烂外敷，还可消炎止痛；洗净薄荷叶煎汤单服，可改善血痢。

◆ 习性：喜温和湿润环境，适应性很强，生长初期和中期需要雨量充沛，以疏松肥沃、排水良好的沙质土为佳。

◆ 分布：全国大部分地区均产，主产于江苏、浙江、江西等地。

◆ 宜忌：阴虚血燥、肝阳偏亢、表虚汗多者忌服。哺乳期妇女一般不宜多用，因薄荷有退乳作用。

茎直立，高 30~60 厘米

叶面淡绿色，通常沿脉上密生微柔毛

薄荷的花朵较小，花呈红、白或淡紫色

叶片长圆状披针形、披针形、椭圆形或卵状披针形、稀长圆形

药用部位：茎叶　　小贴士：薄荷既可作调味剂，又可作香料，还可配酒、冲茶

别名：铁色草、大头花、棒柱头花、羊肠菜、锣锤草、六月干、棒头柱
性味：味苦、辛，性寒　　归经：入肝、胆经

夏枯草

　　夏枯草具有清热祛火、利肝明目、消肿利尿、消炎杀菌的功效，可以辅助治疗黄疸、高血压、目赤目痛、淋病、血崩、带下、产后血晕等症。取各等份的夏枯草、蒲公英，洗净后用适量酒煎服，可治乳痈初起。新鲜夏枯草洗净后煎成浓汁，每天洗患处，可淡化汗斑白点。

◐ 习性：适宜生长在潮湿环境中，主要生长于疏林、荒山、田埂及路旁。

◐ 分布：全国各地。

◐ 宜忌：脾胃虚弱者慎服。长期大量服用有副作用，会使人体对药物产生抗药性。

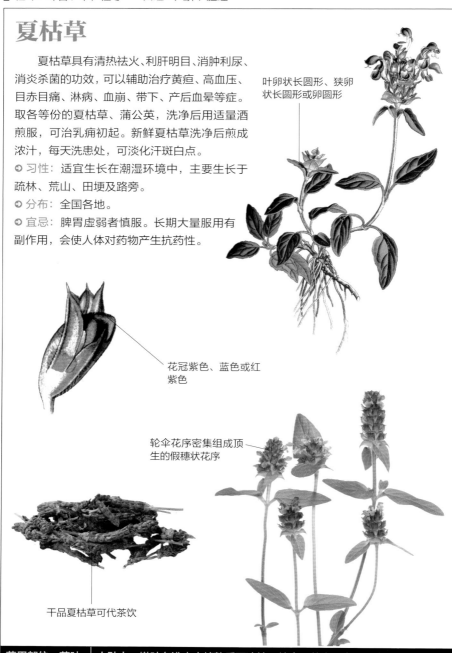

叶卵状长圆形、狭卵状长圆形或卵圆形

花冠紫色、蓝色或红紫色

轮伞花序密集组成顶生的假穗状花序

干品夏枯草可代茶饮

药用部位：茎叶　｜　小贴士：嫩叶在沸水中焯熟后可凉拌、炒食、熬粥、煮汤，也可用来泡酒

别名: 益母蒿、益母艾、红花艾、坤草、茺蔚、三角胡麻、四楞子棵野麻、甜麻蒾

性味: 味辛、苦, 性凉　　**归经:** 入心、肝、膀胱经

益母草

　　益母草具有活血化淤、调理月经、利水消肿、止血抗菌的功效, 可以辅助治疗女性月经不调、经期淤血腹痛、月经量少、闭经以及产后胞衣不下、血晕、漏下、尿血、泻血等症。研究表明, 益母草中富含硒、锰等多种微量元素, 有抗氧化、防衰老的作用, 女性适量食用可益颜美容、抗衰防老。

◎ 习性: 喜温暖湿润气候, 喜阳光, 以较肥沃的土壤为佳。生于山野荒地、田埂、草地等。

◎ 分布: 全国各地。

◎ 宜忌: 孕妇禁用, 无淤滞及阴虚血少者忌用。

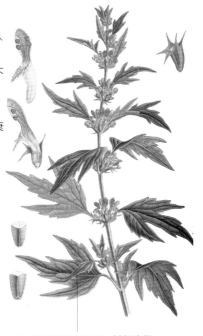

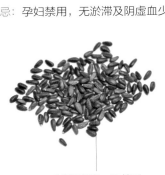

小坚果褐色, 三棱形

茎下部叶轮廓为卵形, 基部宽楔形, 裂片呈长圆状菱形至卵圆形

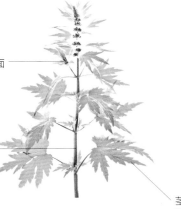

花冠粉红至淡紫红色, 外面于伸出萼筒部分被柔毛

茎直立, 通常高30~120厘米, 钝四棱形, 微具槽, 有倒向糙伏毛

茎中部叶轮廓为菱形, 较小

药用部位: 茎叶　　**小贴士: 干益母草置于干燥通风处, 鲜益母草置阴凉潮湿处**

别名：雷公根、遍地香、地钱儿、铵儿草、连钱草、铜钱草
性味：味辛，性凉　　归经：入肝、胆、膀胱经

活血丹

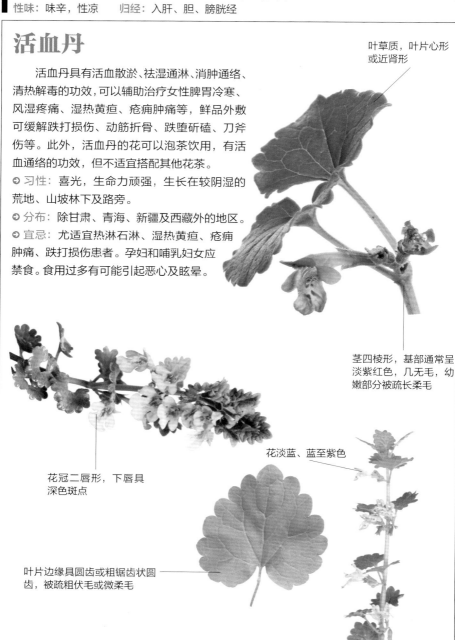

叶草质，叶片心形或近肾形

活血丹具有活血散淤、祛湿通淋、消肿通络、清热解毒的功效，可以辅助治疗女性脾胃冷寒、风湿疼痛、湿热黄疸、疮痈肿痛等，鲜品外敷可缓解跌打损伤、动筋折骨、跌堕矻磕、刀斧伤等。此外，活血丹的花可以泡茶饮用，有活血通络的功效，但不适宜搭配其他花茶。

◎ 习性：喜光，生命力顽强，生长在较阴湿的荒地、山坡林下及路旁。

◎ 分布：除甘肃、青海、新疆及西藏外的地区。

◎ 宜忌：尤适宜热淋石淋、湿热黄疸、疮痈肿痛、跌打损伤患者。孕妇和哺乳妇女应禁食。食用过多有可能引起恶心及眩晕。

茎四棱形，基部通常呈淡紫红色，几无毛，幼嫩部分被疏长柔毛

花淡蓝、蓝至紫色

花冠二唇形，下唇具深色斑点

叶片边缘具圆齿或粗锯齿状圆齿，被疏粗伏毛或微柔毛

药用部位：茎叶、花朵　│　小贴士：嫩叶放入开水中焯一下，用清水浸泡，捞出后可凉拌、炒菜

別名：大猪耳朵草、牛舍草
性味：味甘，性寒　归经：入肝、肾、肺、小肠经

车前草

　　车前草具有清热解毒、利水止咳、明目利肝、润肺化痰、续筋接骨的功效，可以辅助治疗目赤、喉痛、咳嗽、小便不畅、带下、黄疸、淋浊、浮肿、热痢等症。鲜车前草还有很好的食疗效果，取100克鲜车前草与其他凉菜同拌食之，可改善口腔炎症。也可取50克鲜车前草和100克芹菜、100克萝卜榨成汁，加蜂蜜饮服，每天一次，可稳定血压。

◎ 习性：生于草地、草甸、河滩、沟边、沼泽地、山坡路旁、田边或荒地。

◎ 分布：黑龙江、吉林、辽宁、内蒙古、河北、山西、陕西、甘肃、青海、新疆、海南、四川、云南、西藏等地。

◎ 宜忌：车前草性寒，内伤劳倦、阳气下陷、肾虚精滑、内无湿热者慎服。

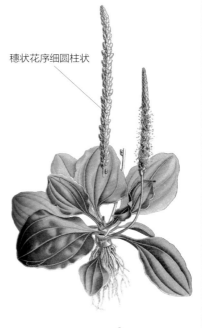

穗状花序细圆柱状

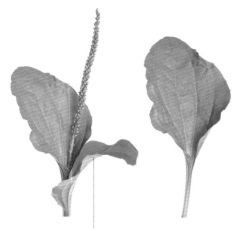

叶基生，叶片草质、薄纸质或纸质，宽卵形至宽椭圆形

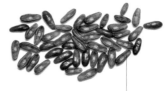

种子卵形、椭圆形或菱形，具角，腹面隆起或近平坦，黄褐色

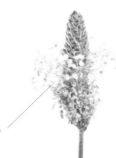

花无梗，花冠白色，花药椭圆形

药用部位：茎叶 | **小贴士：** 用沸水烫软，再用清水泡后捞出，凉拌、炒食、做馅或做汤

别名： 地瓜儿苗、地笋、地石蚕、蛇王草
性味： 味苦、辛，性微温　　**归经：** 入肝、脾经

泽兰

　　泽兰具有活血化淤、行水消肿、利尿、疏肝解郁、通窍润肠的功效，可以辅助治疗女性月经不调、经闭、痛经、产后淤血腹痛、腰膝酸痛、腹部水肿等症。取 200 克鲜泽兰，煎汤熏洗后再用枯矾煎汁清洗，可改善产后阴户燥热。

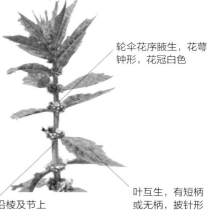

轮伞花序腋生，花萼钟形，花冠白色

叶互生，有短柄或无柄，披针形或长圆状披针形

⊙ **习性：** 生于沼泽地、水边。

⊙ **分布：** 全国大部分地区都有栽培。

⊙ **宜忌：** 一般人群皆可服用，尤适宜月经不调、经闭、痛经、产后淤血腹痛、大腹水肿患者。孕妇禁用。

茎方形，沿棱及节上密生白色短毛

药用部位：茎叶	小贴士：夏、秋季采割。以身干、质嫩、色绿、叶多、不破碎者为佳

别名： 茵陈、绵茵陈、绒蒿　　**性味：** 味苦、辛，性凉　　**归经：** 入脾、胃、肝、胆经

茵陈蒿

　　茵陈蒿可全株入药，其嫩枝、叶有疏风散热、清热祛火、消炎杀菌、解毒的功效，多用于辅助治疗感冒、肝炎、神志昏迷、黄疸、高热不退、尿路结石、尿路感染等症。其幼苗可改善热肿、咽喉肿痛、肺热等症。其根可辅助治疗气管炎和肺病。

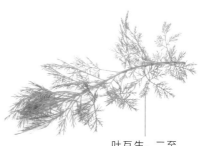

叶互生，二至三回羽状全裂

高 1~2 米，茎密生柔毛

⊙ **习性：** 生于低海拔地区河岸、海岸附近的湿润沙地、路旁及低山坡地区。

⊙ **分布：** 辽宁、河北、陕西、山东、江苏、安徽、浙江、江西、福建、台湾、河南、湖北、湖南、广东、广西及四川等地。

⊙ **宜忌：** 尤适宜感冒发热、惊风、热肿、喉病、肺病、湿疹瘙痒患者。

药用部位：茎叶	小贴士：早春采收幼苗，除去老茎及杂质晒干

别名：草蒿、姜蒿、昆仑草、野鸡冠、鸡冠苋
性味：味甘、微苦，性微寒　　归经：入肝经

青葙

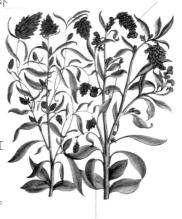

青葙有祛除五脏邪气、调和五脏、益智补脑、养肝明目、强筋壮骨、祛风散寒等功效。研究表明，其还有降血脂、降血压、强化肝脏的功能，并可改善视力、听力。用青葙搭配鱼肉、豆腐、海带等富含蛋白质、脂肪及钙质等成分的食材，还能起到清心火、降肝燥、宁神益智的作用。

○ 习性：生于坡地、路边、较干燥的向阳处。

○ 分布：陕西、江苏、安徽、上海、浙江、江西、福建、台湾、湖北、湖南、海南、广东、广西、四川、云南、西藏等地。

○ 宜忌：尤适宜劳心过度、内有火热者服食。瞳子散大者忌服。

花多数，密生，在茎端或枝端成单一、无分枝的塔状或圆柱状穗状花序

叶片矩圆披针形、披针形或披针状条形

药用部位：茎叶　｜　小贴士：采集嫩茎叶入沸水锅焯后，捞出清水洗净，炒食或凉拌

别名：草蒿、廪蒿、邪蒿、香蒿　　性味：味苦、辛，性寒　　归经：入肝、胆、肾经

青蒿

青蒿具有清热解毒、祛暑解烦、凉血止血、通利小便等功效，可以辅助治疗中暑、发热、阴虚、痢疾、湿热黄疸等。取 50 克青蒿叶和 5 克甘草，加适量清水煎汁饮服，可缓解暑毒热痢。

○ 习性：常星散生于低海拔、湿润的河岸边沙地、山谷、林缘、路旁等，也见于滨海地区。

○ 分布：吉林、辽宁、河北、陕西、山东、江苏、安徽、浙江、江西等地。

○ 宜忌：尤适宜暑邪发热、阴虚发热、夜热早凉、骨蒸劳热、疟疾寒热、湿热黄疸患者。

头状花序半球形或近半球形，花淡黄色

主根单一，垂直，侧根少

药用部位：茎叶　｜　小贴士：以色青绿、干燥、质嫩、未开花、气味浓郁者为佳

別名：山萝卜、大蓟、地萝卜
性味：味辛、微苦，性凉　　归经：入肝、肾经

蓟

蓟可全草入药，具有疏风散热、清热解毒、止血消痛的功效。可以辅助治疗尿血、便血、咯血、吐血、产后血崩、白带混浊等症。其叶清洗后煎服可活血化淤，捣烂外敷可改善恶疮、跌打肿痛等。

◎ 习性：生长于海拔 40~2100 米的地区，一般生于荒地、草地、山坡林中、路旁、灌丛中、田间、林缘及溪旁。

◎ 分布：江苏、河北、山东、陕西、江西、云南、湖南、福建、湖北、贵州、广西、广东、四川、浙江等地。

◎ 宜忌：尤适宜创伤出血、血淋、血崩、带浊、肠痈、疮毒患者。

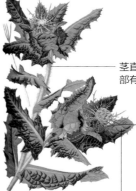

茎直立，有分枝，基部有白色丝状毛

叶倒披针形或倒卵状椭圆形，叶缘具齿，表面绿色，疏生长毛

| 药用部位：全草 | 小贴士：蓟具有惊人的修复能力，折断它的茎秆，在断面上会直接萌生新芽 |

別名：芄兰、斫合子、白环藤　　性味：味甘，性温　　归经：入心、肺、肾经

萝藦

萝藦全草入药，具有理气活血、清热解毒、消肿化淤的功效，可以辅助治疗由肾虚所致的遗精以及女性产后乳汁不足等症。鲜品洗净捣烂外敷可改善疮疖肿痛、虫蛇咬伤。萝藦果入药可辅助治疗劳累致伤、机体虚弱、腰腿疼痛、白带异常、肺热咳嗽等症。萝藦根可辅助治疗跌打损伤、蛇咬伤、疔疮、阳痿等症。鲜茎叶、嫩苗煎服可辅助治疗小儿疳积、疔肿等症。

◎ 习性：生长于林边荒地、山脚、河边、路旁灌木丛中。

◎ 分布：东北、华北、华东和甘肃、陕西等地。

◎ 宜忌：尤适宜劳伤、虚弱、腰腿疼痛等。

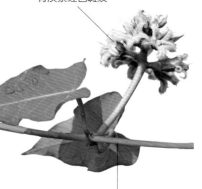

总状式聚伞花序腋生或腋外生，花冠白色，有淡紫红色斑纹

茎圆柱状，下部木质化，上部较柔韧，表面淡绿色，有纵条纹，幼时密被短柔毛，老时被毛渐脱落

| 药用部位：嫩茎叶、果实 | 小贴士：嫩茎叶去杂洗净后在沸水中焯熟，可凉拌、炒食或炖汤 |

别名：冰台、遏草、香艾、蕲艾、艾蒿
性味：味苦、辛，性温　　归经：入脾、肝、肾经

艾草

　　艾草具有温经止血、通经活络、安胎
理气、止崩化痰、祛湿散寒、止咳平喘、
消炎杀菌等功效，可以辅助治疗女性
月经不调、行经不畅、痛经、胎动不安、
子宫出血等症，还可以改善风湿性关
节炎、头风病、月子病等。用其煎煮取
汁内服，可治虚寒性的妇科疾病，效果奇佳，
用其煮水沐浴，可防治产褥期母婴感染性疾病。

◎ 习性：适应性强，只要是向阳而排水顺畅的
地方都能生长，以湿润肥沃的土壤为佳。

◎ 分布：东北、华北、华东、华南、西南以及
陕西、甘肃等地。

◎ 宜忌：尤适宜月经不调、经痛腹痛、流产、
子宫出血、风湿性关节炎患者。

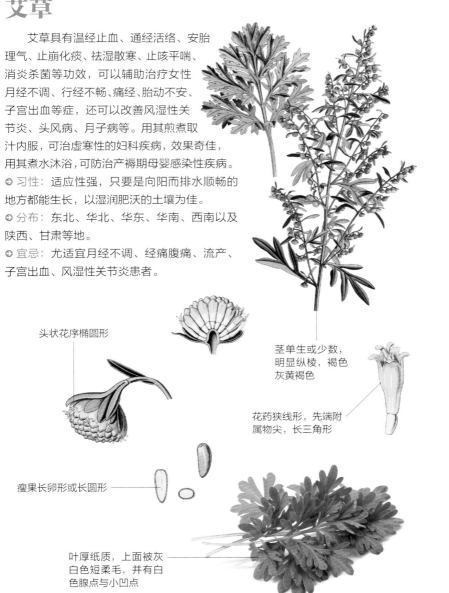

头状花序椭圆形

茎单生或少数，
明显纵棱，褐色
灰黄褐色

花药狭线形，先端附
属物尖，长三角形

瘦果长卵形或长圆形

叶厚纸质，上面被灰
白色短柔毛，并有白
色腺点与小凹点

药用部位：茎叶 ｜ **小贴士：** 在夏季时节，晚上可以将干枯的艾草点燃，有驱蚊的效果

別名：金佛花、金佛草、六月菊、覆花、毛耳朵
性味：味苦、辛，性微温　归经：入肺、胃、大肠经

旋覆花

　　旋覆花具有利水降气、止咳化痰、驱散风寒、
止呕解闷的功效，可以辅助治疗风寒咳嗽、痰多、
胸闷、喘咳不止、呕吐、心感结硬等症。取
200 克旋覆花洗净，捣成汁，用酒送服，
可辅助治疗小便不利、痰多、咳嗽不止。

◯ 习性：最适宜温暖湿润的气候，在肥沃的
沙质土壤或腐殖质壤土中生长良好。

◯ 分布：北部、东北部、中部、东部及广东、贵州、
四川、福建等地。

◯ 宜忌：阴虚劳嗽、津伤燥咳者忌用。旋覆花
有茸毛，易刺激咽喉作痒而致呛咳呕吐，须布
包入煎。

中部叶长圆形、长圆状披
针形或披针形

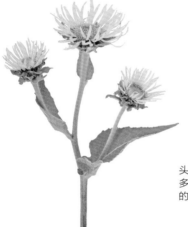

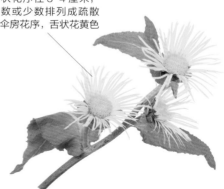

头状花序径 3~4 厘米，
多数或少数排列成疏散
的伞房花序，舌状花黄色

茎单生，有时 2~3 个簇
生，直立，被长伏毛，或
下部有时脱毛

药用部位：茎叶、花 ┃ 小贴士：以色绿、叶多、香气浓者为佳。拣去杂质，除去残根，晒干

别名：葈耳、粘头婆、虱马头、老苍子
性味：味辛、苦，性温　　归经：入肺、肝经

苍耳子

苍耳子具有祛寒祛湿、疏风止痛、通利经络等功效。可以辅助治疗风寒感冒所致的头痛、鼻塞，并可以缓解风寒湿痹、四肢挛痛、风疹瘙痒、腰腿风湿性疼痛、慢性鼻炎、鼻窦炎等症。鲜苍耳子消风止痒效果明显，常用于皮肤病的辅助治疗。取 25 克苍耳子，微炒后研成粉末，用黄酒冲服，可改善疔疮恶毒。

习性：常生长于平原、丘陵、低山、荒野路边、田边。

分布：黑龙江、辽宁、吉林、内蒙古、河北、河南等地。

宜忌：苍耳的茎、叶中皆有对神经及肌肉有毒的物质，宜慎食。血虚头痛、痹痛者忌服。

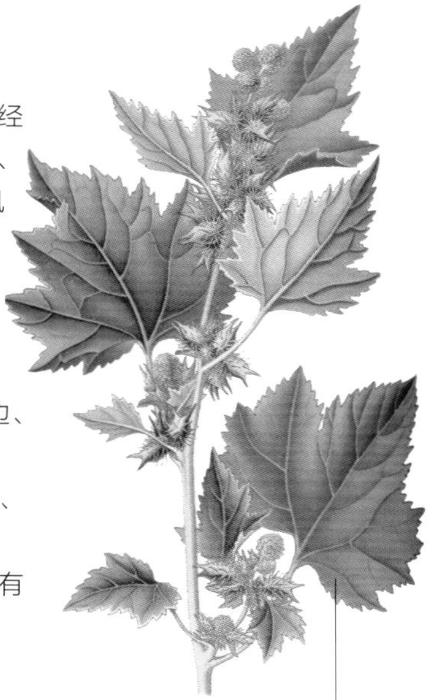

叶互生，叶片三角状卵形或心形，上面绿色，下面苍白色，被粗糙或短白伏毛

外面具较疏的总苞刺，刺坚硬，长 2~5.5 毫米

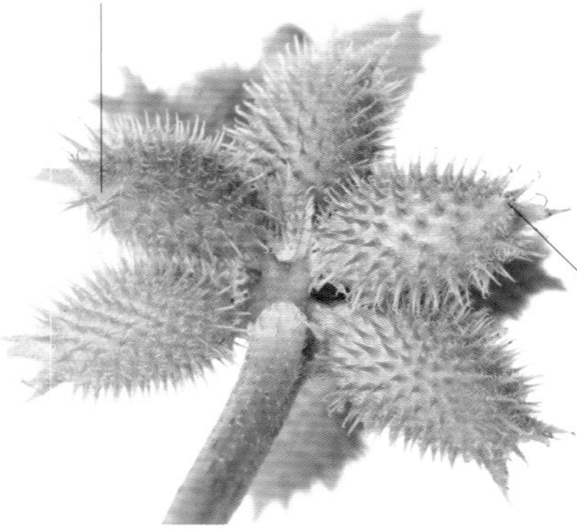

成熟瘦果的总苞变得坚硬，卵形或椭圆形，绿色、淡黄色或红褐色

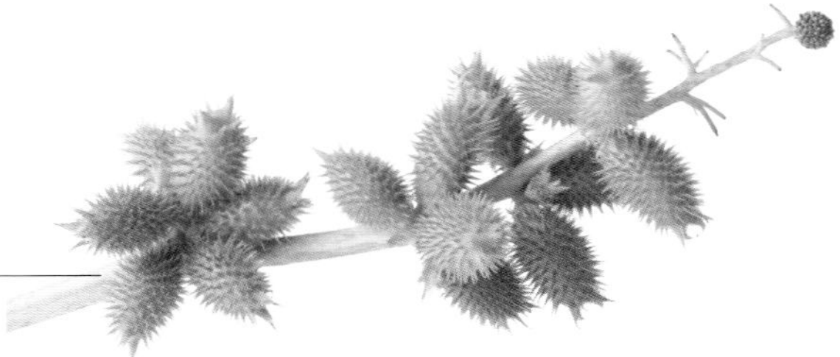

茎直立不分枝或少有分枝，下部圆柱形，上部有纵沟，被灰白糙伏毛

药用部位：茎叶、果 | **小贴士：以粒大、饱满、色黄棕者为佳。干品置于通风干燥处，防潮**

別名：劳甄、豕首、麦句姜、虾蟆蓝、天芜菁
性味：味苦、辛，性寒　　归经：入肝、肺经

天名精

　　天名精具有清热解毒、止痛消炎、止血破瘀、化痰平喘、杀虫的功效，可以辅助治疗扁桃体发炎、咽喉肿痛、牙龈肿痛、疔疮、痔瘘、皮肤瘙痒、毒蛇咬伤、吐血、便血以及创伤性出血等症。取新鲜天名精捣烂取汁服用，每天2~3次，可改善恶疮。取天名精根叶，煎浓汁饮服，可缓解口渴、气喘、面红有斑、小便不利。

◯ 习性：喜温暖湿润气候和阴湿环境，生于山坡、路旁或草坪上。

◯ 分布：全国各地。

◯ 宜忌：尤适宜乳蛾、喉痹、惊风、牙痛、疔疮肿毒、痔瘘、皮肤痒疹患者。

头状花序多数，沿茎枝腋生，花黄色，外围的雌花花冠丝状

下部叶片宽椭圆形或长圆形，先端尖或钝

茎直立，上部多分枝，密生短柔毛，下部近无毛

药用部位：根、茎叶　小贴士：7~8月采收，洗净，鲜用或晒干。置于干燥通风处，防潮

別名：林兰、禁生、杜兰、万丈须　　性味：味甘、淡，性寒　　归经：入胃、肾、肺经

石斛

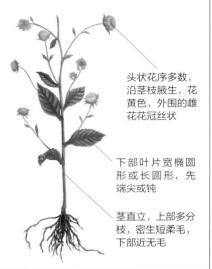

　　石斛具有滋阴生津、健脾利胃、清热解毒、明目利肝的功效，可以辅助治疗发汗盗汗、阴亏伤津、口干烦渴、病后虚热、食欲不振、咽干呕吐、眼目不明等症。用石斛加适量清水煎汁，代茶饮用，有生津养胃、帮助消化的功效。

◯ 习性：喜在温暖、潮湿、半阴半阳的环境中生长，对土肥要求不甚严格，野生多在疏松且厚的树皮或树干上生长。

◯ 分布：台湾、湖北、海南、广西、四川、贵州、云南、西藏等地。

◯ 宜忌：孕妇慎服。

茎直立，肉质状肥厚，稍扁的圆柱形

总状花序密生多花，花黄色

叶革质，长圆形，先端钝并且不等侧2裂，基部具抱茎的鞘

药用部位：茎叶　小贴士：采收后去杂质，用开水略烫或烘软，边搓边烘晒，至叶鞘搓净，干燥

麻黄

麻黄具有宣散风寒、止咳平喘、发汗祛寒、利肺消炎、消肿利水、通经活络等功效，可以辅助治疗风湿疼痛、胸闷气短、咳喘痰多、风寒感冒、浮肿、支气管炎、黄疸、小便不利等症。其制品蜜麻黄绒的作用比较缓和，适于老人、幼儿及体虚者。

○ 习性：喜光，耐干旱，耐盐碱，抗严寒，适应性较强，对土壤要求不严。

○ 分布：分布于东北、华北及陕西、内蒙古、西藏。

○ 宜忌：尤适宜风寒感冒、胸闷喘咳、风水浮肿、支气管哮喘患者。体虚自汗、盗汗、虚喘及阴虚阳亢者禁服。

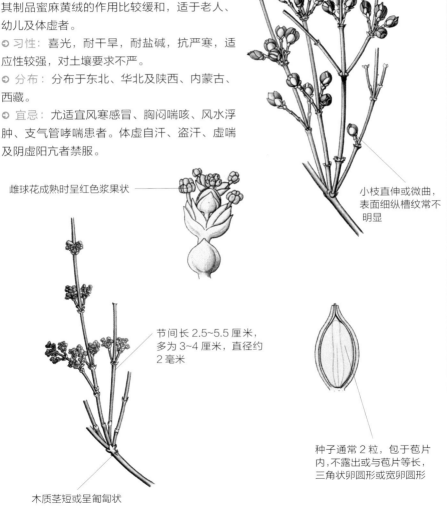

雌球花成熟时呈红色浆果状

小枝直伸或微曲，表面细纵槽纹常不明显

节间长 2.5~5.5 厘米，多为 3~4 厘米，直径约 2 毫米

种子通常 2 粒，包于苞片内，不露出或与苞片等长，三角状卵圆形或宽卵圆形

木质茎短或呈匍匐状

药用部位：茎叶、根　小贴士：以淡绿色、内心充实、味苦涩、不带根、无杂草、不霉变者为佳

别名：灯芯草、蔺草、龙须草、野席草、马棕根、野马棕
性味：味甘、淡，性微寒　　　归经：入心、肺、小肠经

灯心草

聚伞花序假侧生，花淡绿色，花被片线状披针形

灯心草具有清热降火、利尿通水、消肿镇痛的功效，可以辅助治疗小便不利、咽喉肿痛、心烦意乱、淋病、小儿夜啼、湿热黄疸、水肿等症。可以单味煎服或与清心安神药同用，可改善心热烦躁、小儿夜啼。

茎细长圆柱形

- **习性**：生于海拔 1650~3400 米的河边、池旁、水沟、稻田旁、草地及沼泽湿处。
- **分布**：黑龙江、吉林、辽宁、河北、陕西、甘肃、山东、江苏、安徽、浙江、江西、福建、台湾、河南、湖北、湖南、广东、广西、贵州、四川、云南、西藏等地。
- **宜忌**：下焦虚寒、小便不禁者禁服。灯心草不宜多服久服，多服会令人目暗。

药用部位：茎叶 | **小贴士：割取茎部，将茎皮纵向剖开，晒干。以条长、色白、有弹性者为佳**

别名：鼠麹草、菠菠草、佛耳草、软雀草、蒿菜　　　性味：味甘，性平　　　归经：入肺经

鼠曲草

花序顶生，苞片卵形，赤黄色，膜质，花托扁平，花冠多数萎落

鼠曲草具有祛风散寒、止咳化痰、镇痛平喘、清热解毒的功效。可以辅助治疗风寒感冒、痰多咳嗽、胸闷气喘、筋骨疼痛、白带异常、痈疡等症。取 25 克鼠曲草和冰糖，加适量清水共同煎服，有止咳化痰的功效，可改善咳嗽痰多。分别取 25 克鼠曲草、凤尾草、灯心草，15 克土牛膝，用水煎服，可缓解白带异常。

叶片两面密被灰白色绵毛，皱缩卷曲，柔软不易脱落

- **习性**：野生于田边、山坡及路边。
- **分布**：华东、中南、西南及河北、陕西、台湾等地。
- **宜忌**：尤适宜咳嗽痰多、气喘、感冒风寒、蚕豆病、筋骨疼痛、白带异常、痈疡患者。

药用部位：茎叶 | **小贴士：以色灰白、叶及花多者为佳。贮藏干燥处**

鸭跖草

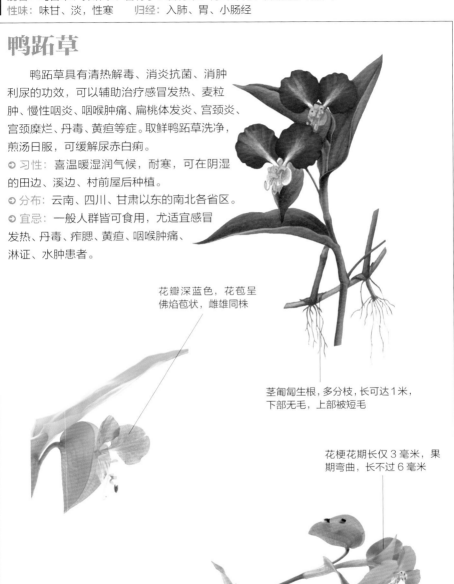

　　鸭跖草具有清热解毒、消炎抗菌、消肿利尿的功效，可以辅助治疗感冒发热、麦粒肿、慢性咽炎、咽喉肿痛、扁桃体发炎、宫颈炎、宫颈糜烂、丹毒、黄疸等症。取鲜鸭跖草洗净，煎汤日服，可缓解尿赤白痢。

◎ 习性：喜温暖湿润气候，耐寒，可在阴湿的田边、溪边、村前屋后种植。

◎ 分布：云南、四川、甘肃以东的南北各省区。

◎ 宜忌：一般人群皆可食用，尤适宜感冒发热、丹毒、疖腮、黄疸、咽喉肿痛、淋证、水肿患者。

花瓣深蓝色，花苞呈佛焰苞状，雌雄同株

茎匍匐生根，多分枝，长可达1米，下部无毛，上部被短毛

花梗花期长仅3毫米，果期弯曲，长不过6毫米

叶互生，带肉质，披针形至卵状披针形

药用部位：茎叶　小贴士：夏秋采收，洗净、拣去杂质鲜用或晒干切段用

马齿苋

马齿苋具有清热祛火、解毒祛湿、利水消肿、凉血止血、利肠润便、通淋消炎、抗菌止痛的功效。可以辅助治疗慢性肠炎、慢性肾炎、痢疾、子宫出血、尿血、便血、乳腺炎等症。捣烂外敷可以缓解丹毒、毒蛇咬伤以及各种肿瘘。用马齿苋煎汁服用，每日一次，可改善女性白带赤黄。

⊙ 习性：适合温暖、阳光充足而干燥的环境，适应性较强，能耐旱，在丘陵和平地一般都可栽培，阴暗潮湿之处生长不良。

⊙ 分布：华南、华东、华北、东北、中南、西南、西北较多。

⊙ 宜忌：孕妇及习惯性流产、脾胃虚弱、受凉引起腹泻、大便泄泻者忌食。

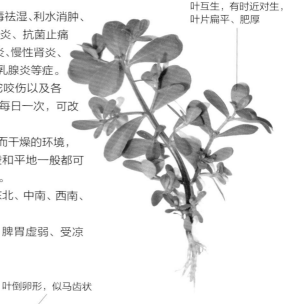

叶互生，有时近对生，叶片扁平、肥厚

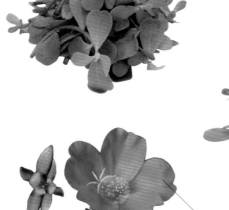

叶倒卵形，似马齿状

茎圆柱形，长 10~15 厘米，淡绿色或带暗红色

花无梗，3~5 朵簇生枝端，花瓣倒卵形，午时盛开

药用部位：茎叶　｜　小贴士：可凉拌、烙饼或做馅蒸食，还可以洗干净烫过后晒干，贮为冬菜

葎草

　　葎草具有清热、利尿、解毒、消肿、抗菌、消炎的功效，可以辅助治疗感冒发热、肺结核、慢性胃肠炎、小便不利、慢性肾炎、痢疾、膀胱炎、泌尿系统结石等症，捣烂外敷可缓解湿疹、毒蛇咬伤。取 250 克鲜葎草茎，捣烂后加适量开水拌匀，滤渣饮服，可改善小便不利。

◎ 习性：性喜半阴环境，耐寒、抗旱，喜肥和排水良好的肥沃土壤，生长速度迅速。

◎ 分布：除新疆、青海外，南北各省区均有分布。

◎ 宜忌：一般人群皆可食用，尤适宜肺结核潮热、肠胃炎、痢疾、感冒发热、小便不利患者。葎草性寒，孕妇慎食。

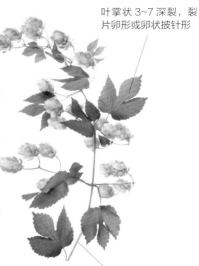

叶掌状 3~7 深裂，裂片卵形或卵状披针形

茎枝和叶柄上密生倒刺，有分枝，具纵棱

两面生粗糙刚毛，下面有黄色小油点，叶缘有锯齿

雄花为圆锥花序，花黄绿色，单一朵，十分细小

成株茎长可达 5 米

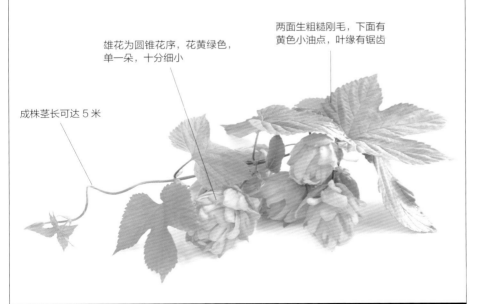

药用部位：茎叶　｜　**小贴士：嫩茎叶去杂洗净，用沸水焯一下，清水漂洗后捞出可凉拌、炒食**

別名：地麦、落帚、扫帚苗、扫帚菜、孔雀松
性味：味辛、苦，性寒　归经：入肾、膀胱经

地肤

　　地肤全草入药，具有清热解毒、祛湿止痒、散风发汗、明目利肝、利尿通水的功效。可以辅助治疗风疹、小便不畅、白带异味、淋病、疝气、阴部瘙痒以及阴囊湿疹等症。其嫩苗和茎叶还可作蔬菜食用，有利尿消炎、清热明目的作用。其种子也可入药，能利水、通淋、除湿热。

◎ 习性：喜阳光、温暖，不耐寒，耐盐碱，一般生于路旁、田边和荒地。

◎ 分布：大部分地区。

◎ 宜忌：一般人群皆可食用，尤适宜小便不利、淋病、带下、疝气、风疹、疮毒、疥癣、阴部湿痒患者。

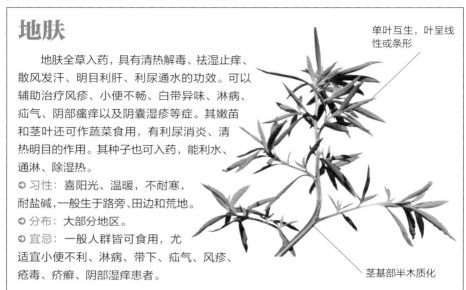

单叶互生，叶呈线性或条形

茎基部半木质化

药用部位：幼苗、嫩茎叶 ┃ 小贴士：嫩茎叶可炒食或做馅、蒸、凉拌、做汤等

別名：灯盏窝、大麦牛、麦蓝菜　　性味：味苦，性平　　归经：入肝、肾经

王不留行

　　王不留行具有活血下乳、通经活络、消肿镇痛、利尿通淋的功效，可以辅助治疗闭经、痛经、行经不畅、慢性乳腺炎和产妇乳汁不下、乳痈肿痛等症。将王不留行的茎叶阴干，煎成浓汁后温服，可治理鼻血不止。取等份的王不留行、香白芷，研成粉末后撒在头皮上，8 个小时后洗去，可缓解头风白屑。

◎ 习性：生于草坡、撂荒地或麦田中，为麦田常见杂草。

◎ 分布：主产于河北、山东、辽宁、黑龙江等地，以河北省产量最大。

◎ 宜忌：尤适宜乳汁不下、闭经、痛经、乳痈肿痛患者。孕妇忌服。

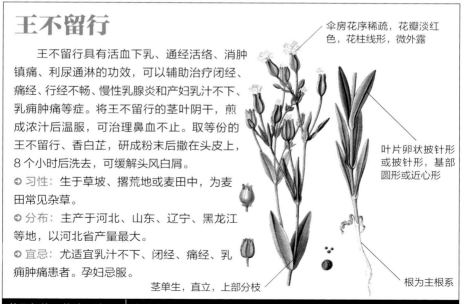

伞房花序稀疏，花瓣淡红色，花柱线形，微外露

叶片卵状披针形或披针形，基部圆形或近心形

茎单生，直立，上部分枝

根为主根系

药用部位：茎叶、种子 ┃ 小贴士：以籽粒饱满、充实、大小均匀、色黑、无杂质者为佳

瞿麦

瞿麦具有清热止痛、利尿通淋、活血通经、明目祛翳的功效，可以辅助治疗小便不畅、淋沥涩痛、血淋等症。取等份瞿麦、栀子、甘草，煎煮后取汁服用，可改善淋沥有血。瞿麦与桃仁、红花、丹参、赤芍配伍时，对改善淤阻所致的经闭或月经不调也有疗效。

◉ 习性：耐寒，喜潮湿，忌干旱，以在沙质土壤或黏壤土中生长最好。生于海拔 400~3700 米丘陵山地疏林下、林缘、草甸、沟谷溪边。

◉ 分布：东北、华北、西北及山东、江苏、浙江、江西、河南、湖北、四川、贵州、新疆等地。

◉ 宜忌：脾、肾气虚者及孕妇忌服。

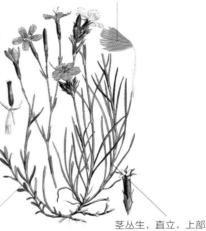

花单生或数朵集成疏聚伞花序，白色、红色或各种不同深浅的红、紫色，有香气

茎丛生，直立，上部 2 歧分枝，节膨大

单叶对生，线形至线状披针形，全缘或有细齿，两面粉绿色

药用部位：茎叶 | **小贴士：是布置花坛、花境的良好材料，也可盆栽或作切花**

别名：葶苈子、宽叶葶苈、光果葶苈　　性味：味辛、苦，性大寒　　归经：入肺、膀胱经

葶苈

葶苈具有利肺平喘、利水消肿、祛痰止咳的功效，可以辅助治疗痰多咳嗽、胸闷气喘、肺热流涎、胸腹水肿、小便不利等症。一般葶苈鲜品煎服利水消肿效果明显，治疗痰多喘咳时要炒服，肺虚痰多喘咳者则用蜜炙。

◉ 习性：生于田边路旁、山坡草地及河谷湿地。

◉ 分布：全国各地。

◉ 宜忌：肺虚喘咳、脾虚肿满者忌服。

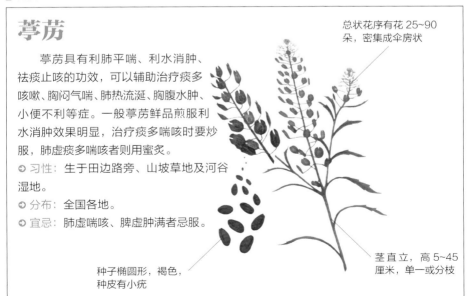

总状花序有花 25~90 朵，密集成伞房状

茎直立，高 5~45 厘米，单一或分枝

种子椭圆形，褐色，种皮有小疣

药用部位：茎叶、种子 | **小贴士：夏季果实成熟时采割植株，晒干，搓出种子，除去杂质**

别名：紫顶龙芽草、野荆芥、龙芽草、凤颈草、蜻蜓草、退血草、燕尾草
性味：味苦，性微寒　　归经：入肝、脾经

马鞭草

　　马鞭草具有活血化淤、清热解毒、通经活络、消炎止痛、利水消肿的功效。可以辅助治疗血淤经闭、痛经、行经不畅、咽喉肿痛、扁桃体发炎、牙龈肿痛、感冒发热、黄疸、痢疾、水肿、小便不利等症。用鲜马鞭草的嫩茎叶捣汁，加入母乳适量，调匀含咽，可缓解小儿咽喉肿痛。

◎ 习性：喜肥，喜湿润，怕涝，不耐干旱，以土层深厚、肥沃的壤土及沙壤土的长势最为健壮。

◎ 分布：山西、陕西、甘肃、江苏、安徽、浙江、福建、江西、湖北、湖南、广东、广西、四川、贵州、云南、新疆、西藏等地。

◎ 宜忌：尤适宜感冒发热、咽喉肿痛、牙龈肿痛、黄疸、痢疾、血淤经闭患者。

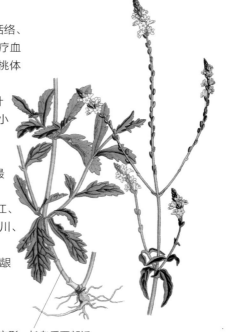

茎四方形，长老后下部近圆形，棱与节上被短硬毛

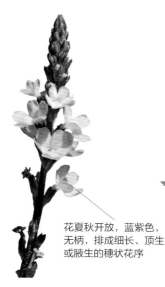

单叶对生，卵形至长卵形，两面被硬毛，下面脉上的毛尤密

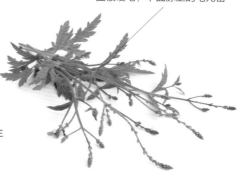

花夏秋开放，蓝紫色，无柄，排成细长、顶生或腋生的穗状花序

药用部位：茎叶 ｜ 小贴士：马鞭草对湿度反应灵敏，露出土外的根发霉并带白色时，预示有雨

别名：乌田草、墨旱莲、旱莲草、墨水草、乌心草
性味：味甘、酸，性寒　　归经：入肝、肾经

鳢肠

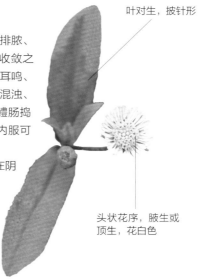

叶对生，披针形

　　鳢肠具有补益肝肾、收敛止汗、止血排脓、明目固齿的功效，是以为非常好的滋养收敛之药，可以辅助治疗由肝肾不足引起的目眩耳鸣、视物不清、腰膝酸软、发白齿松以及白带混浊、吐血、尿血、血痢、崩漏等症。取适量鳢肠捣成汁涂眉发，还能促进毛发生长，煎汁内服可乌发、养发。

◎ 习性：喜生于湿润之处，耐阴性强，在阴湿地上生长良好。

◎ 分布：全国各地。

◎ 宜忌：尤适宜肝肾不足、眩晕耳鸣、视物昏花、腰膝酸软患者。脾肾虚寒者慎服。

头状花序，腋生或顶生，花白色

| 药用部位：茎叶 | 小贴士：以色黑绿、叶多者为佳。嫩茎叶用开水浸烫后可凉拌或炒食 |

别名：白蒺藜、名茨、旁通、屈人　　性味：味辛、苦，性微温　　归经：入肝经

蒺藜

双数羽状复叶，对生，上面仅中脉及边缘疏生细柔毛，下面毛较密

　　蒺藜具有清热解毒、疏肝解郁、明目止痒、活血通络的功效。可以辅助治疗乳腺炎、目赤、白内障、风疹瘙痒、头痛眩晕等症。取蒺藜煎汤沐浴，每日一次，可改善通身浮肿的现象。取 50 克蒺藜子、25 克猪牙皂荚，研成粉末，用盐水服下，可缓解便秘。

◎ 习性：适应性广，对土壤要求不严，但以疏松、肥沃的沙质土壤为佳。生于田野、路旁及河边草丛。

◎ 分布：主产于河南、河北、山东、安徽、江苏、四川、山西、陕西等地。

◎ 宜忌：尤适宜头痛眩晕、胸胁胀痛、乳闭乳痛、目赤翳障、风疹瘙痒患者。

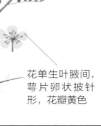

花单生叶腋间，萼片卵状披针形，花瓣黄色

| 药用部位：茎叶 | 小贴士：秋季果熟时采割植株，晒干。以饱满坚实、背面色淡黄绿者为佳 |

别名：漂黛粉、飞青黛、靛花、青蛤粉
性味：味咸，性寒　　归经：入肝经

青黛

　　青黛具有清热祛火、美颜祛斑、利肝明目、凉血解毒、安神镇静的功效。可以辅助治疗胸闷咯血、瘟病初期发斑、血热、扁桃体发炎、小儿惊痫、小儿疳腮、口腔溃疡等症。取50克青黛，研成粉末，用水冲服，可辅助治疗伤寒冻斑。取青黛加姜汁熬煮成汤饮服，可改善胃痛、胃寒。

⊃ 习性：常生于潮湿的地方。

⊃ 分布：福建、云南、江苏、安徽、江西、河南、四川等地。

⊃ 宜忌：尤适宜温毒发斑、血热吐衄、胸痛咳血、口疮、疳腮、喉痹患者。

穗状花序腋生

叶柔软，纸质，椭圆形或卵形

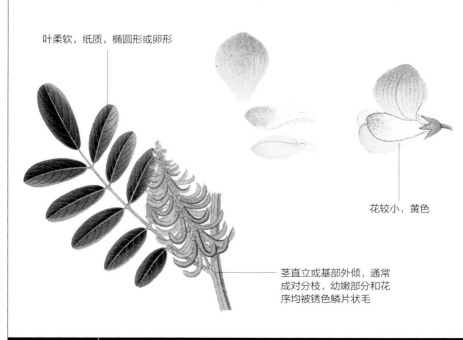

花较小，黄色

茎直立或基部外倾，通常成对分枝，幼嫩部分和花序均被锈色鳞片状毛

药用部位：茎叶　｜　小贴士：以体轻、粉细，能浮于水面，燃烧时生紫红色火焰者为佳

水蓼

　　水蓼具有活血化淤、祛湿行气、散风止痒、清热解毒的功效，可以辅助治疗血滞经闭、行经不畅、痛经、崩漏、腹泻、湿热、痢疾、小儿疳积、风湿疼痛等症。捣烂外敷可治疗跌打损伤、外伤出血、皮肤瘙痒、湿疹、毒蛇咬伤等。

❍ 习性：喜好温暖、水湿、光强的环境，不耐寒，以根茎在泥中越冬。

❍ 分布：全国各地。

❍ 宜忌：水蓼不能过量食用，会导致中毒，引发心绞痛；女性月经期间也不宜食用水蓼，会引起血淋不止。水蓼不宜与生鱼同食，会令人胸闷气短。

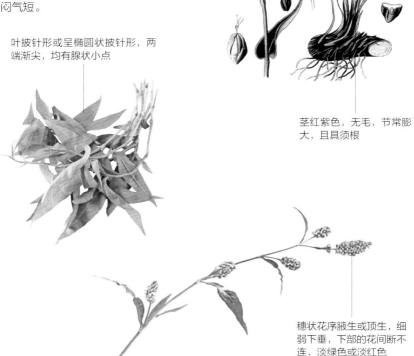

叶披针形或呈椭圆状披针形，两端渐尖，均有腺状小点

茎红紫色，无毛，节常膨大，且具须根

穗状花序腋生或顶生，细弱下垂，下部的花间断不连，淡绿色或淡红色

药用部位：嫩叶　**小贴士：**秋季开花时采收，晒干。嫩茎叶用沸水焯熟后可炒食、凉拌

别名：漆茎、猫儿眼睛草、五凤草、绿叶绿花草
性味：味苦，性微寒　　归经：入大肠、小肠、脾经

泽漆

多歧聚伞花序，有柄或近无柄，总苞钟状，边缘和内侧具柔毛

　　泽漆具有平喘止咳、化痰通利、利尿消肿、杀虫止痒的功效，可以辅助治疗腹部积水、痰多咳喘、肺结核、小便不利、便秘等症。泽漆熬成药膏内服可治疗瘰疬。用鲜品捣汁外涂，可改善癣疮以及皮炎。取鲜泽漆白浆同香椿叶一起捣烂外敷，可缓解神经性皮炎。

叶互生，倒卵形或匙形

⊙ 习性：生于沟边、路旁、田野。

⊙ 分布：除新疆、西藏以外的全国各省区。

⊙ 宜忌：不宜过量或长期使用。脾胃虚寒者慎用。

茎直立，单一或自基部多分枝，分枝斜展向上，光滑无毛

药用部位：茎叶　　**小贴士：以气酸、味淡、茎粗壮、黄绿色者为佳**

别名：下马仙、红芽大戟　　性味：味苦，性寒　　归经：入肺、脾、肾经

大戟

叶常为椭圆形，少为披针形或披针状椭圆形，边缘全缘

　　大戟具有利水通便、清热解毒、消肿散结的功效，可以辅助治疗小便不利、肠燥便秘、痰多咳嗽、水肿胀满等症。取 5 克大戟、100 克茵陈蒿，用适量清水煎煮内服，可治黄疸、小便不通。取 1.5 克大戟、7.5 克牵牛子和 5 颗红枣一起加水煎服，可缓解腹水胀满。

⊙ 习性：喜温暖湿润气候，耐旱，耐寒，喜潮湿。对土壤要求不严，以土层深厚、疏松肥沃、排水良好的沙质土壤或黏土为好。

茎单生或自基部多分枝，被柔毛或被少许柔毛或无毛

⊙ 分布：全国各地均有栽培。

⊙ 宜忌：尤适宜水肿胀满、痰饮积聚、痈肿疔毒、二便不通、痰饮积聚、胁肋隐痛患者。

根圆柱状，长 20~30 厘米，直径 6~14 毫米，分枝或不分枝

药用部位：根、茎叶　　**小贴士：春季未发芽前，或秋季茎叶枯萎时采挖，洗净晒干**

別名：鸡尿草、鸭尿草、七叶
性味：味苦、辛，性平　　归经：入肝、脾、心经

蜀漆

浆果蓝色，有多个种子

　　蜀漆具有祛痰、消炎、清热、通利、截疟的功效，可以辅助治疗癥瘕积聚、胸闷咳喘、痢疾、胸中痰饮、疟疾等症。取 50 克蜀漆、1000 毫升白酒，浸泡 3 日后，每日 3 次饮服，可缓解疟疾。也可用 10 克蜀漆、50 克知母、100 克甘划，共研为末，加蜜和丸，发病前服 10 丸，稍后服 7 丸，再后服五六丸，同样适用于疟疾患者。

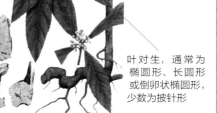

⊙ 习性：生于海拔 500~1200 米的林缘、沟边、湿润的山地。

⊙ 分布：四川、贵州、湖南、湖北、广西等地。

⊙ 宜忌：正气虚弱、久病体弱者慎服。

叶对生，通常为椭圆形、长圆形或倒卵状椭圆形，少数为披针形

药用部位：茎叶、根　｜　小贴士：以无者梗、叶大不破碎、味浓者为佳

別名：香椿芽、香椿头、香椿铃　　性味：味苦、平，性凉　　归经：入肝、肾、胃经

香椿

叶互生，为偶数羽状复叶，小叶长椭圆形，叶端锐尖

　　香椿具有清热解毒、止血、止崩、止痢、祛湿、收敛、涩肠、抗菌消炎的功效，可以辅助治疗痔疮、久泄、痢疾、目赤、肺热咳嗽、便血、崩漏、白带异常、蛔虫等症。研究表明，香椿还含有维生素 E 和性激素物质，能起抗衰老和补阳滋阴的作用，还有 "助孕素" 的美称。

⊙ 习性：喜光，较耐湿，适宜生长于河边、宅院周围肥沃湿润的土壤。

⊙ 分布：华北、华东和我国中部、南部、西南部各省区。

⊙ 宜忌：香椿为发物，多食易诱使痼疾复发，故慢性疾病患者应少食或不食。

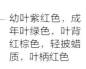

幼叶紫红色，成年叶绿色，叶背红棕色，轻披蜡质，叶柄红色

药用部位：茎叶　｜　小贴士：可凉拌、炒、煎、腌着吃；以谷雨前为佳，应吃早、吃鲜、吃嫩

別名：折耳根、岑草、紫蕺、野花麦、截儿根、猪鼻拱、蕺菜
性味：味辛，性微寒　　归经：入肺经

鱼腥草

　　鱼腥草具有通水利尿、清热解毒、消肿止痛、化痰排脓、通淋等功效，可以辅助治疗湿疹、水肿、痢疾、慢性乳腺炎、肺热咳喘、肺痈吐脓、扁桃体发炎、疟疾、脱肛等症。研究表明，鱼腥草还具有抗菌、抗辐射和增强机体免疫功能的作用，非常适宜空勤人员和经常接近辐射源的工作者食用。

◐ 习性：喜温暖潮湿环境，忌干旱。耐寒，怕强光。以肥沃的沙质土壤及腐殖质壤土生长最好。

◐ 分布：陕西、甘肃及长江流域以南各地。

◐ 宜忌：虚寒证及阴性外疡者忌服。多食令人气喘，发虚弱，损阳气，消精髓。

穗状花序顶生，黄棕色，萼片白色，花瓣状

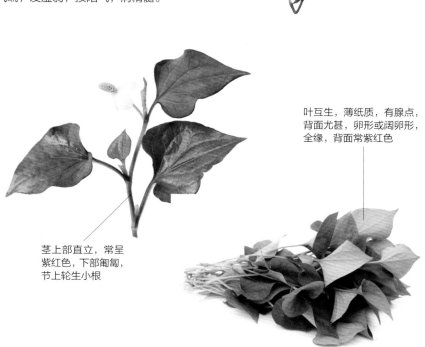

叶互生，薄纸质，有腺点，背面尤甚，卵形或阔卵形，全缘，背面常紫红色

茎上部直立，常呈紫红色，下部匍匐，节上轮生小根

药用部位：嫩茎叶、地下茎　　│　　小贴士：沸水焯熟后可直接凉拌、炒食或炖汤，也可晒干后泡茶

别名：主田、重泽、甘藁、陵藁、甘泽、苦泽、白泽、鬼丑、陵泽
性味：味苦，性寒　　归经：入脾、肺、肾、膀胱经

甘遂

　　甘遂具有活血祛淤、消肿利尿、通利经络的功效，可以辅助治疗小便不利、痰多咳喘、水肿、腹有积水、癫痫等症。取10克甘遂、75克牵牛，共同研成粉末，用开水送服，可缓解水肿胀满。取25克甘遂、50克黄连，共研成细粉，做成丸子蒸熟，如绿豆大，每次吃2丸，以薄荷茶送服，可消渴。

◎ 习性：生于荒坡、沙地、低山坡、草坡、农田地埂、路旁等处。

◎ 分布：河北、山西、陕西、甘肃、河南、四川等地。

◎ 宜忌：尤适宜水肿、腹水、留饮结胸、癫痫、喘咳、二便不通患者。

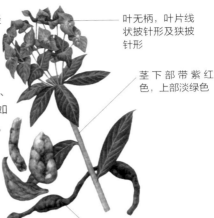

叶无柄，叶片线状披针形及狭披针形

茎下部带紫红色，上部淡绿色

根细长、弯曲，外表棕褐色

药用部位：根、茎叶　**小贴士：春季开花前或秋季枯苗后挖掘根部，洗净外皮，晒干**

别名：水玉、地文、和姑、害田　　性味：味辛，性温　　归经：入脾、胃经

半夏

　　半夏具有降燥祛湿、健胃消食、化痰止呕、通利经络、化淤消肿的功效，可以辅助治疗痰多咳喘、头晕目眩、呕吐反胃、胸闷气短、跌打损伤等症。鲜半夏捣烂外敷可改善痈肿。半夏与生姜或藿香、丁香配伍，可缓解胃寒呕吐；若缓解胃热呕吐可配合黄连、竹茹；妊娠呕吐，则可配伍灶心土。

◎ 习性：喜温和、湿润气候，怕干旱，忌高温。

◎ 分布：除内蒙古、新疆、青海、西藏外的全国各地。

◎ 宜忌：阴虚燥咳、津伤口渴者忌服。

老株叶片3全裂，裂片绿色，背淡，长圆状椭圆形或披针形，两头锐尖

干燥块茎呈圆球形、半圆球形或偏斜状，直径0.8~2厘米

药用部位：根、茎叶　**小贴士：以个大、皮净、色白、质坚实、粉性足者为佳**

別名：大麻子、老麻了、草麻
性味：味甘、辛，性平　　归经：入肺、脾、肝经

蓖麻

蓖麻具有活血消肿、清热解毒、祛风散寒、止痒止痛的功效，可以辅助治疗湿疹、疮疡肿毒、皮肤瘙痒、风湿性关节疼痛、癫痫等症。取蓖麻仁研成粉末，用纸卷成筒状，烧出烟，熏吸喉部，可辅助治疗咽喉肿痛。

◐ 习性：喜高温，不耐霜，对酸、碱性土壤适应性强，野生于村旁疏林或河流两岸冲积地。当气温稳定在10℃时即可播种，也可育苗移栽。

◐ 分布：华北、东北最多，西北和华东次之。

◐ 宜忌：尤适宜小便不通、湿疹瘙痒、风湿痛、癫痫患者。种子含蓖麻毒素，未经加热处理，不得内服。

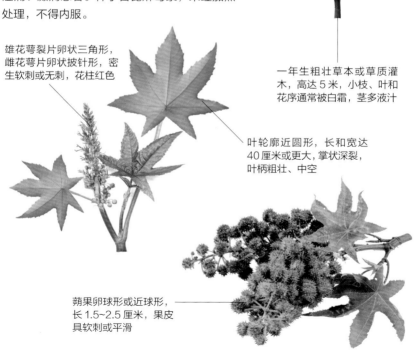

雄花萼裂片卵状三角形，雌花萼片卵状披针形，密生软刺或无刺，花柱红色

一年生粗壮草本或草质灌木，高达5米，小枝、叶和花序通常被白霜，茎多液汁

叶轮廓近圆形，长和宽达40厘米或更大，掌状深裂，叶柄粗壮、中空

蒴果卵球形或近球形，长1.5~2.5厘米，果皮具软刺或平滑

药用部位：嫩茎叶　　小贴士：嫩茎叶在沸水中焯熟后，在清水中浸泡一天一夜，可凉拌、炒食

附子

　　附子具有祛湿固阳、止泻止痢、止痛暖宫
的功效，可以辅助治疗阳痿早泄、宫寒宫冷、
小腹冷痛、呕吐久痢、便秘、水肿、风寒疼痛
等症。与人参同用，益气回阳的功效更佳。研
究表明，附子还有扩张血管、增加血流、改善
血液循环的作用。

◯ 习性：喜温暖湿润、向阳环境，耐寒，忌重茬，
以土层深厚肥沃、土质疏松、排水良好、富含
腐殖质的土壤栽培较好。

◯ 分布：四川、陕西、河北、江苏、浙江、安徽、
山东、河南、湖北、湖南、云南、甘肃等地。

◯ 宜忌：忌与半夏、瓜蒌、白蔹、贝母、白芨、
蜈蚣、防风、黑豆、甘草、黄芪、人参、乌韭同服。

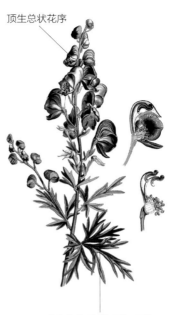

顶生总状花序

叶片薄革质或纸质，五角
形，表面疏被短伏毛，背
面通常只沿脉疏被短柔毛

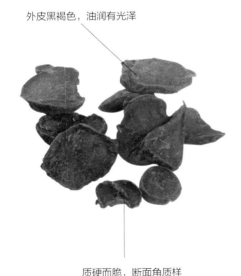

外皮黑褐色，油润有光泽

质硬而脆，断面角质样

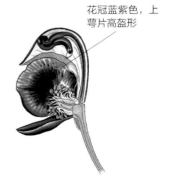

花冠蓝紫色，上
萼片高盔形

药用部位：茎叶、根 ｜ 小贴士：6 月下旬至 8 月上旬采全株。以片匀、内白色、半透明者为佳

別名：三叶酸、酸味草、酸米子草、六角方等
性味：味酸，性凉　　归经：入肝经

酢浆草

　　酢浆草具有清热解毒、活血散淤、凉血祛
湿、消肿止痛、抗菌消炎的功效，可以辅助治
疗风湿疼痛、慢性肝炎、尿路感染、感冒发热、
结石、痢疾等症。捣烂外敷可以缓解跌打损伤、
痈肿疮疖等病症。酢浆草 15 克用水冲，加红糖
蒸服，可缓解水泻。酢浆草研末，每服 15 克，
开水送服，可改善痢疾。用酢浆草捣汁，煎
五苓散服下，可缓解小便血淋。

◐ 习性：喜向阳、温暖、湿润的环境，夏季炎
热地区宜遮半阴，抗旱能力较强，不耐寒。

◐ 分布：全国各地。

◐ 宜忌：孕妇忌用。若牛羊食之过多，亦可中
毒致死。

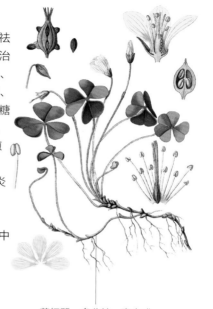

茎细弱，多分枝，直立或
葡匐，葡匐茎节上生根

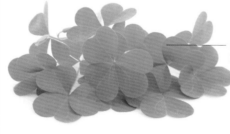

叶基生或茎上互生，托
叶小，长圆形或卵形

花瓣 5，黄色或红色，
长圆状倒卵形

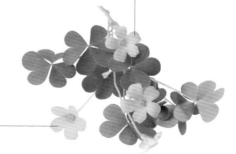

花单生或数朵集为伞
形花序状，腋生

药用部位：茎叶　小贴士：嫩茎叶入沸水锅中焯熟后，捞出用清水漂洗，可凉拌、炒食、做汤

蚤休

　　蚤休具有消炎止痛、消肿镇定、止血止咳、平喘祛风、清热解毒的功效，可以辅助治疗咽喉肿痛、慢性气管炎、女性月经不调、疔疮、小儿惊风抽搐，捣烂外敷可缓解蛇虫咬伤、跌打损伤等。取适量蚤休根、朱砂根和少许雄黄，研成粉末，用白酒调搽患处，可改善带状疱疹。

◎ 习性：生长于山区山坡、林下或溪边湿地。

◎ 分布：江苏、浙江、福建、江西、安徽、湖北、四川，贵州、云南、广东、广西等地。

◎ 宜忌：体虚、无实火热毒和阴证外疡者及孕妇忌服。

叶轮生茎顶，长椭圆形或椭圆状披针形

茎单一，青紫色或紫红色

蒴果球形，熟时黄褐色，内含多个鲜红色卵形种子

根茎肥厚，黄褐色，结节明显

药用部位：根、茎叶 | **小贴士：挖取根茎，削去须根，晒干或烘干。以粗壮、干燥者为佳**

千屈菜

　　千屈菜全株入药，具有清热解毒、凉血止泻、通经活络、活血化淤、利湿利水的功效，可以辅助治疗腹泻、痢疾、血崩、口腔溃疡、淤血经闭等症。取 25 克千屈菜，用适量清水煎服，可缓解痢疾。将千屈菜叶、向日葵盘烘干，共同研成粉末，用蜂蜜拌匀搽患处，可缓解溃疡。

◎ 习性：喜光照、湿润、通风良好的环境，耐盐碱，在肥沃、疏松的土壤中生长效果更好。

◎ 分布：南北各地均有野生。

◎ 宜忌：一般人群皆可食用，尤适宜痢疾、血崩、溃疡、淤血经闭患者。

长穗状花序顶生，多而小的花朵密生于叶状苞腋中，花玫瑰红或蓝紫色

叶对生或轮生，披针形或宽披针形，全缘，无柄

地上茎直立，4 棱

药用部位：嫩茎叶 | **小贴士：嫩茎叶洗净后拌面蒸食，或入沸水浸烫后，用来凉拌、炒食或做汤**

別名：臭蒲、水菖蒲、泥菖蒲、大叶菖蒲、白菖蒲
性味：味辛、苦，性温　　归经：入心、胃经

菖蒲

　　菖蒲具有健胃消食、祛湿化痰、消炎杀虫的功效，可以辅助治疗慢性气管炎、慢性肠炎、痢疾、食欲不振、风湿疼痛等症，鲜品外敷可以辅助治疗疮疥。不过其全株都有微毒，根茎处毒性较大，不可过量食用。

◐ 习性：生于海拔 2600 米以下的水边、沼泽湿地或湖泊浮岛上。

◐ 分布：全国各地均有栽培。

◐ 宜忌：尤适宜痰涎壅闭、神志不清、慢性气管炎、痢疾、肠炎、腹胀腹痛、食欲不振、风寒湿痹患者。

肉穗花序斜向上或近直立，花黄绿色

叶片剑状线形，基部宽、对褶，中部以上渐狭，草质，绿色，光亮

分枝，直径 5~10 毫米，外皮黄褐色，芳香

药用部位：根、茎叶　|　**小贴士：农历五月十二日采挖根茎，除去茎叶及细根，晒干**

別名：东方香蒲、水蜡烛　　性味：味甘、微辛，性平　　归经：入脾、肝、肾经

香蒲

　　香蒲具有活血化淤、清热解毒、调经利尿、消炎杀菌的功效。可以辅助治疗白带异常、月经不调、闭经、小便不利、产后小腹隐痛不止、血淋、湿疹等症。取其鲜品煎汁服用，可以缓解风湿及类风湿疼痛。

◐ 习性：生于湖泊、池塘、沟渠、沼泽及河流缓流带。

◐ 分布：黑龙江、吉林、辽宁、内蒙古、河北、山西、山东、河南、陕西、安徽、江苏、浙江、江西、广东、云南、台湾等地。

◐ 宜忌：尤适宜白带异常、闭经、跌打肿痛、小便不利、血淋、痔疮、瘰疬、痈疮、鼻衄、便血患者。

叶片条形，光滑无毛，上部扁平，下部腹面微凹，背面逐渐隆起呈凸形

地上茎粗壮，向上渐细，高 1.3~2 米

根状茎乳白色

药用部位：茎叶、根　|　**小贴士：香蒲叶绿穗奇常用于点缀园林水池、湖畔，构筑水景**

别名：崖姜、岩连姜、爬岩姜、肉碎补
性味：味苦，性温　　归经：入肝、肾经

骨碎补

　　骨碎补具有补肾健骨、活血化淤、止痛止血的功效，其可辅助治疗肾虚腰痛、筋骨疼痛、耳聋耳鸣、小儿疳积等病症，还可以捣烂外敷治白癜风、斑秃。取 25~30 克去毛的骨碎补，水煎内服，可改善腰背疼痛、关节酸软、跌打损伤。取 100 克骨碎补杵烂，加少许的菜油、茹粉、生姜母，炒敷患处，可缓解挫闪伤。

○ 习性：生于山地、林中、树干上或岩石上，海拔 500~700 米。

○ 分布：青海、甘肃、陕西、四川、云南、广西、广东、辽宁等地。

○ 宜忌：孕妇忌服。不宜与风燥药同用。

裂片椭圆形，极斜向上，钝头，单一或二裂为不等长的钝齿

叶远生，叶片五角形，先端渐尖，基部浅心脏形

根状茎长而横走，粗 4~5 毫米，密被蓬松的灰棕色鳞片

药用部位：茎叶　**小贴士：全年均可采挖，除去泥沙，干燥。以条粗大、棕色者为佳**

别名：小黄馨、常春小黄馨、火炮子　　性味：味苦、辛，性凉　　归经：入肺、大肠经

小败火草

　　小败火草具有清热解毒、祛火明目、消肿利湿的功效，其水煎内服可辅助治疗高血压、头痛、目赤、痢疾等病症，还可以直接捣烂外敷于患处，用于改善乳痈、疮疖肿毒、跌打损伤等。

○ 习性：生于山坡、路边、溪边的湿草丛中。

○ 分布：陕西、浙江、江西、福建、台湾、广东、广西、四川、贵州、云南、西藏等地。

○ 宜忌：一般人群皆可食用，尤适宜疮疖肿毒、乳痈、痢疾、跌打损伤患者。

花小，顶生或腋生，排成短总状花序

叶对生，卵形，先端钝，基部圆形、近心形或戟形，边缘有圆锯齿

茎多条从根处开展，上升，粗短或细长，有铺散而重复的分枝

药用部位：茎叶　**小贴士：嫩茎叶经沸水焯熟后可凉拌或炒食，也可做馅**

甘蔗

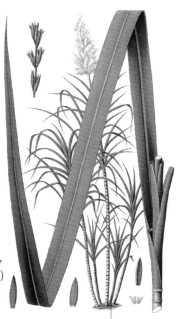

　　甘蔗具有清热解毒、润燥止渴、润肠通便、健脾养胃、下气和中的功效，可辅助治疗发热、呕吐、食欲不振、阴液不足、胃气上逆、便秘、肠胃不适等病症。取其鲜品榨成汁后饮用，可以缓解酒精中毒的症状。

◎ 习性：喜温、喜光，土壤的适应性比较广泛，以黏壤土、沙壤土为佳。

◎ 分布：广东、台湾、广西、福建、四川、云南、江西、贵州、湖南、浙江、湖北、海南等地。

◎ 宜忌：一般人群均可食用，脾胃虚寒、胃腹寒疼者不宜食用。甘蔗汁本身性凉，体质虚寒者不宜多饮，若寒咳（痰白而稀）者误饮，病情有可能加重。

甘蔗根部的糖分最浓

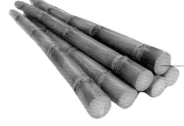

一年生或多年生宿根热带和亚热带草本植物

茎似竹而内充实，长六七尺，粗可过寸，根下节密，往上渐疏

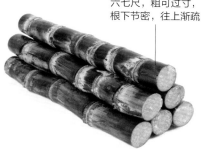

甘蔗秆直立，粗壮多汁，表面常披白粉

药用部位：地上茎　｜　小贴士：新鲜甘蔗质地坚硬，瓤部呈乳白色，闻之有清香味

别名：观音掌、霸王树、龙舌、仙巴掌、霸王树
性味：味苦，性凉　　归经：入心、肺、胃经

仙人掌

　　仙人掌具有清热解毒、清肺润肠、行气活血、止痢消肿、健脾养胃、养颜美容的功效，其可辅助治疗痢疾、咳嗽、喉痛、心胃气痛、肺痈等病症，还可以直接捣烂外敷，用于缓解流行性腮腺炎、痔血、乳痈、疔疮肿毒、烧烫伤、毒蛇咬伤等。另外，其对治疗支气管炎、糖尿病、肝癌等也有帮助。

◎ 习性：喜强烈光照，耐炎热、干旱、瘠薄，生命力顽强，管理粗放，很适于在家庭阳台上栽培。

◎ 分布：西南、华南及浙江、江西、福建、广西、四川、贵州、云南等地。

◎ 宜忌：尤适宜咳嗽、喉痛、肺痈、乳痈、疔疮肿毒、烫伤患者。脾胃虚弱者少食，虚寒者忌用。

上部分枝宽倒卵形、倒卵状椭圆形或近圆形

小窠疏生，明显突出

花辐状，花托倒卵形，黄色，瓣状花倒卵形或匙状倒卵形

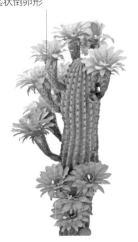

叶钻形，长 4~6 毫米，绿色，早落

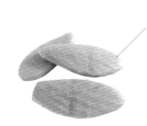

刺黄色，有淡褐色横纹，粗钻形，向外延展并内弯，基部扁，坚硬

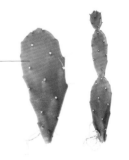

药用部位：肉质茎　　小贴士：刺内含有毒汁，人体被刺后，易引起皮肤红肿、瘙痒等过敏症状

别名：卢会、讷会、象胆、奴会
性味：味苦，性寒　　归经：入肝、胃、大肠经

芦荟

　　芦荟具有清心安神、祛热明目、止渴生津、消炎解毒、润肠通便、养颜美容的功效，可辅助治疗热风烦闷、目赤肿痛、胸膈热气、小儿癫痫、皮肤晒伤等病症。取适量鲜芦荟叶，捣烂外敷于患处，可缓解毒蜂蜇伤。

◎ 习性：耐旱，怕水渍，喜光照，喜欢生长在排水性能良好、不易板结的疏松土质中。

◎ 分布：福建、台湾、广东、广西、四川、云南等地有栽培。

◎ 宜忌：慢性腹泻、脾胃虚寒、不思饮食者忌食。患有痔疮出血、鼻出血的患者也不要服用芦荟，否则会引起病情恶化。

叶常绿，肥厚多汁，叶片长渐尖

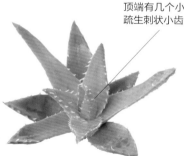

顶端有几个小齿，边缘疏生刺状小齿

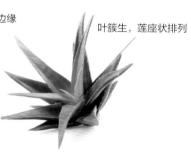

叶簇生，莲座状排列

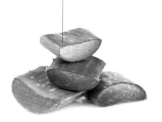

叶片厚1.5厘米，草绿色

肉质草本植物，茎较短

药用部位：茎叶　｜　小贴士：可以把生的新鲜叶片制成薄片、糖醋渍品、液汁或油炒后食用

别名：木耳菜、藤菜、软浆叶、胭脂菜、豆腐菜
性味：味甘、酸，性寒　　归经：入心、肝、脾经

落葵

　　落葵具有清热凉血、消肿止血、润肠通便、利湿利尿、强心固体的功效。它可全株入药，其花入药可治水痘、乳头破裂；其种子和叶片入药可改善小便不利、便秘、痢疾、便血、斑疹等；其全草则可用于头晕目眩、体虚多病。经常食用还能润泽肌肤。

◎ 习性：喜温暖湿润和半阴环境，不耐寒，怕霜冻，耐高温多湿。

◎ 分布：长江流域以南各地均有栽培。

◎ 宜忌：平素脾胃虚寒、便溏腹泻者忌食。孕妇及月经期间女子忌食。

全株肉质，光滑无毛

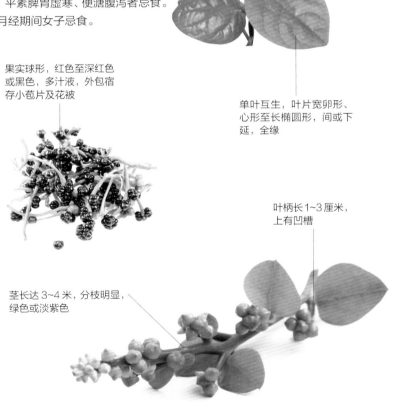

果实球形，红色至深红色或黑色，多汁液，外包宿存小苞片及花被

单叶互生，叶片宽卵形、心形至长椭圆形，间或下延，全缘

叶柄长1~3厘米，上有凹槽

茎长达3~4米，分枝明显，绿色或淡紫色

药用部位：茎叶　|　小贴士：嫩苗入沸水锅中焯熟后，捞出用清水漂洗，可炒食、凉拌或做汤

别名：紫苜蓿、苜蓿、苜蓿花、怀风、光风、连枝草
性味：味甘，性平　　归经：入脾、胃、肾经

紫花苜蓿

　　紫花苜蓿具有除湿利尿、止血消肿、健胃通便的功效，可辅助治疗烦闷燥热、肠胃不适、食欲不振以及湿热所导致的小便不利、鼻血、吐血、便血、子宫出血、肛门出血等病症。它对女性月经期水肿、痛风患者尿酸过高等疾病也有良好的治疗效果。

⊙ 习性：喜干燥、温暖的气候，喜干燥、疏松、排水良好、富含钙质的土壤。

⊙ 分布：西北、华北、东北及江淮流域。

⊙ 宜忌：一般人群皆可食用，尤适宜鼻血、龈血、吐血、咯血、便血、子宫出血、肛门出血患者。

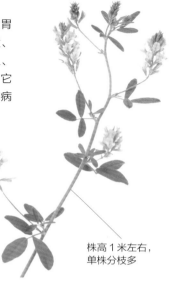

株高1米左右，单株分枝多

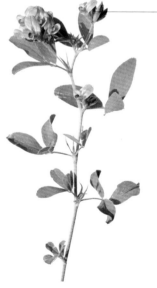

花冠各色：淡黄、深蓝至暗紫色

叶为羽状三出复叶，小叶长圆形或卵圆形，叶色浓绿

花瓣均具长瓣柄，花瓣长圆形，先端微凹

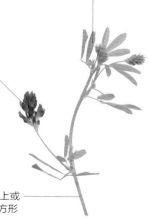

茎细而密，茎秆斜上或直立，光滑，略呈方形

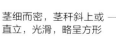

药用部位：茎叶、花　　小贴士：嫩叶可以做汤或炒食，也可以切碎凉拌或拌面蒸食

别名：刺苜蓿、刺荚苜蓿、黄花苜蓿、金花菜、母齐头、黄花草子

性味：味苦、微涩，性平　　　归经：入脾、胃、肾经

南苜蓿

　　南苜蓿具有清热解毒、利尿除湿的功效，其根入药可辅助治疗黄疸、尿路结石、膀胱结石等病症。本品地上部分制得的总皂苷有显著的降低血脂、抗动脉粥样硬化的作用。而从其根部提取的苜蓿多糖则有很好的增强免疫功能的功效。

◎ 习性：喜生于较肥沃的路旁、荒地，比较耐寒。

◎ 分布：安徽、江苏、浙江、江西、湖北、湖南等地。

◎ 宜忌：一般人群皆可食用，尤适宜湿热黄疸、尿路结石患者。

花序头状伞形，总花梗腋生

羽状三出复叶，托叶大，卵状长圆形，小叶倒卵形或三角状倒卵形

茎平卧、上升或直立，近似四棱形，基部分枝

药用部位：茎叶、花　　**小贴士：全草可作绿肥和饲料，也可栽培供蔬菜食用**

别名：接骨草、莲台夏枯、毛叶夏枯　　性味：味辛、苦，性平　　归经：入肝、肾经

宝盖草

　　宝盖草全草入药，具有养筋止痛、清热利湿、活血祛风、消肿解毒的功效，主治筋骨疼痛、手足麻木、咽喉肿痛等。临床可用于黄疸型肝炎、淋巴结结核、高血压、面神经麻痹、半身不遂等的治疗。外用治跌打伤痛、骨折、黄水疮等。

◎ 习性：喜欢阴湿、温暖气候，生于路边、荒地。

◎ 分布：东北及江苏、浙江、四川、江西、云南、贵州、广东、广西、福建、湖南、湖北、西藏等地。

◎ 宜忌：尤适宜筋骨疼痛、手足麻木、咽喉肿痛患者。

花无柄，腋生，无苞片，花萼管状，花冠紫红色

叶肾形或圆形，基部心形或圆形，边缘有圆齿和小裂

茎软弱，方形，常带紫色，被有倒生的稀疏毛

药用部位：茎叶　　**小贴士：嫩茎叶洗净后用沸水浸烫，再用清水漂洗后可凉拌、炒食、做汤**

別名：仙鹤草、地仙草
性味：味苦、涩，性温　　归经：入心、肝经

龙牙草

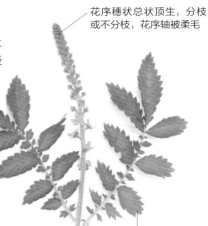

花序穗状总状顶生，分枝或不分枝，花序轴被柔毛

龙牙草具有强心、止血、止痛、消炎、止痢的功效，其可辅助治疗过劳虚脱、女性月经不调、吐血、尿血、子宫出血、肠风、腹痛、赤白痢疾等病症。它本身可提取仙鹤草素，为止血药的重要成分；其嫩茎叶富含营养成分，可提供人体所需的钙质、胡萝卜素和维生素，能增强体质，提高免疫力。

◉ 习性：喜温暖湿润的气候，常生于林内、山坡、路旁。

◉ 分布：全国各地。

◉ 宜忌：尤适宜月经不调、红崩白带、胃寒腹痛、赤白痢疾、吐血、咯血、肠风、尿血患者。

单数羽状复叶互生，卵圆形至倒卵形

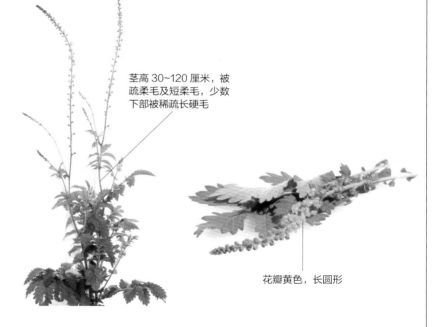

茎高 30~120 厘米，被疏柔毛及短柔毛，少数下部被稀疏长硬毛

花瓣黄色，长圆形

药用部位：茎叶、花　｜　小贴士：用沸水焯约 1 分钟，再放入凉水中漂洗，炒食、凉拌或蘸酱食

翻白草

翻白草可全草入药，具有清热解毒、消肿止血、止痛散淤的功效，其根含鞣质和黄酮类，酒煎内服可辅助治疗痢疾、肺痈、咯血、吐血、崩漏、痈肿、疟疾寒热、无名肿毒等病症；其叶揉碎外敷患处可治外伤出血。还可以与琼珍灵芝搭配，水煎服，可辅助治疗糖尿病。

◎ 习性：喜温和湿润气候，以土质疏松肥沃的沙质土壤栽培为佳。

◎ 分布：全国各地均产，主产于河北、安徽等地。

◎ 宜忌：一般人群皆可食用，阳虚有寒、脾胃虚寒者忌服。

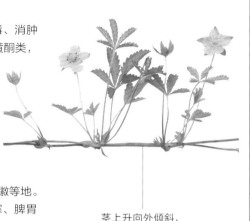

茎上升向外倾斜，多分枝，表面具白色卷茸毛

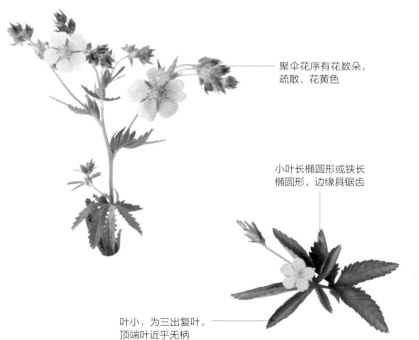

聚伞花序有花数朵，疏散，花黄色

小叶长椭圆形或狭长椭圆形，边缘具锯齿

叶小，为三出复叶，顶端叶近乎无柄

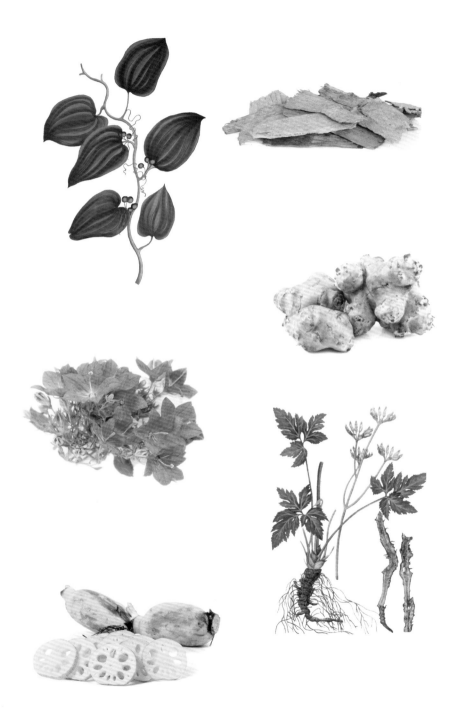

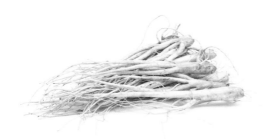

第二章
根茎类

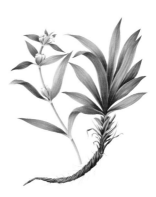

根茎是指向下延长横卧的根状地下茎。

它有明显的节和节间，节上有退化的鳞片叶，

前端有顶芽，旁有侧芽，

向下常生有不定根，如生姜；

有的还具有明显的茎痕，如玉竹。

人们经常药用的根茎类植物有甘草、板蓝根、黄芪、

山药、人参等。

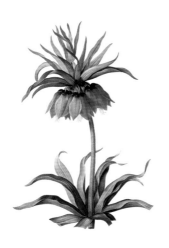

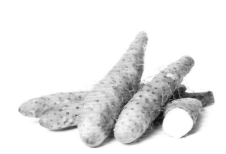

别名：蜜甘、蜜草、美草、甜草、灵通、国老
性味：味甘，性平　　**归经**：入脾、胃、肺经

甘草

　　甘草具有益气固本、止咳润肺、健脾暖胃、解毒消肿的功效，其水煎内服可辅助治疗面黄肌瘦、体虚多病、心悸气短、脾胃虚弱、咳嗽气喘、痈疮疔肿、小儿胎毒、食物中毒等病症。另外，它能抗炎抗过敏，对喉咙发炎和气管黏膜有很好的保护作用。

◎ **习性**：喜干燥气候，耐寒，野生在干旱的钙质土壤中，以排水良好、地下水位低的沙质土壤为佳。

◎ **分布**：新疆、内蒙古、宁夏、甘肃等。

◎ **宜忌**：湿盛胀满、浮肿者不宜用。不宜与京大戟、芫花、甘遂、海藻同用。

总状花序腋生，淡紫红色、蝶形花

叶互生，奇数羽状复叶，小叶 7~17 枚，椭圆形卵状

根茎呈圆柱形，表面有芽痕，断面中部有髓

药用部位：根及根状茎　|　**小贴士：以圆柱形、红棕色或灰棕色、断面黄白色者为佳**

别名：绵芪、戴糁、戴葚　　**性味**：味甘，性微温　　**归经**：入肺、脾、肝、肾经

黄芪

　　黄芪具有益气、排脓、解毒、利尿、生肌的功效，其水煎内服可辅助治疗气虚无力、食欲不振、久泻脱肛、便血崩漏、血虚、痈疽、内热等病症。此外，它还具有保肝利尿、抗衰老、降压、增强人体免疫力和抗菌的作用。

◎ **习性**：性喜凉爽，耐寒耐旱，怕热怕涝，适宜在土层深厚、富含腐殖质、透水力强的沙壤土种植。

◎ **分布**：华北、东北、内蒙古和西北，主产于山西、黑龙江、辽宁、河北等省。

◎ **宜忌**：苍黑气盛、表实邪旺、阴虚者禁用。

荚果薄膜质，稍膨胀，两面被白色或黑色细短柔毛

茎直立，上部有分枝

奇数羽状复叶，小叶椭圆形或长圆状卵形

药用部位：根　|　**小贴士：春秋两季采挖，除去须根及根头，晒干，切片，生用或蜜炙用**

别名：蔗苨、心叶沙参、白面根、甜桔梗
性味：味甘，性寒　　归经：入肺、脾经

荠苨

　　荠苨具有解毒、消肿、补中、消渴的功效，可辅助治疗面部黑疱、疔疮肿毒、钩吻中毒等病症。取其根捣汁内服，外用药渣敷患处，可缓解疔疮肿毒。取荠苨、肉桂各 50 克，研细，每次醋汤送服一茶匙，可改善面部黑疱。

◎ 习性：喜疏松、肥沃的土壤，生于海拔 1700 米以下的林缘、林下或草地。

◎ 分布：广西、江西、广东、河南、贵州、四川、山西、陕西、湖北、湖南、河北等地。

◎ 宜忌：一般人群皆可食用，尤适宜肺燥咳嗽、咽喉肿痛、消渴、疔痈疮毒、药物中毒患者。

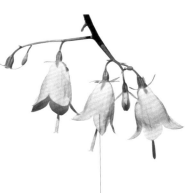

花冠钟状，蓝色、蓝紫色或白色，裂片为宽三角状半圆形，顶端急尖

药用部位：根　**小贴士：春、秋季采收，除去鲜品茎叶、洗净使用，或晒干刮去外表粗皮用**

别名：兔子油草、大芦水、妈妈草　　　性味：味苦、甘，性寒　　　归经：入肺、胃、肾经

知母

　　知母具有清热生津、止咳定喘、滋阴润燥、补中益气的功效，可辅助治疗高热烦渴、咳嗽气喘、便秘、骨蒸潮热、消渴淋浊等病症。生用更能滋阴润燥；入肾降火，用盐水炒效果更佳。

◎ 习性：性耐寒，适应性很强，野生于向阳山坡地边、草原和杂草丛中。

◎ 分布：山西、河北、安徽亳州、东北、山西、内蒙古、陕西及东北等地。

◎ 宜忌：脾胃虚寒、大便溏泄者忌服。

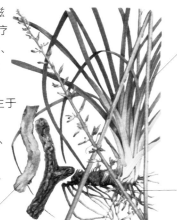

叶由基部丛生，细长披针形

花茎自叶丛中长出，直立，圆柱形，总状花絮，花淡紫色

根状茎表面黄棕色、棕色，上面有一凹沟，具紧密排列的环状节

药用部位：根　**小贴士：置通风干燥处，防潮，切片入药，生用，或盐水炙用**

别名： 节地、玉术、竹节黄、竹七根、萎蕤
性味： 味甘，性平　　**归经：** 入肺、胃经

玉竹

　　玉竹具有滋阴润肺、止咳化痰、益胃生津、消肿止痛的功效，可辅助治疗阴虚温邪、头晕目眩、咳嗽痰多、发热烦渴、肺胃阴伤、干咳咽痛等病症。取 250 克玉竹，煎水内服，可改善发热口干、小便涩痛。取等份玉竹、赤芍药、当归、黄连，煎汤熏洗，可缓解赤眼涩痛。

◐ **习性：** 喜凉爽、潮湿、荫蔽环境，耐寒，生命力较强，可在石缝中生长，多生长于山野背阴处。

◐ **分布：** 东北、华北、华东及陕西、甘肃、青海、台湾、河南、湖北、湖南、广东、浙江、内蒙古、安徽等地。

◐ **宜忌：** 痰湿气滞、脾虚便溏者慎服。

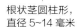

花被筒状，黄绿色至白色，裂片卵圆形，常带绿色

根状茎圆柱形，直径 5~14 毫米

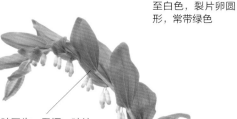

叶互生，无柄，叶片椭圆形至卵状长圆形

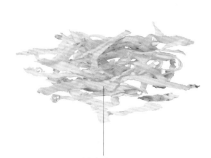

干品黄白色或淡黄色，半透明

茎单一，高 20~60 厘米

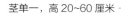

药用部位：根 ｜ **小贴士：** 以条长、肥壮、色黄白光润、半透明、味甜者为佳

別名：怀山药 、淮山药 、土薯、山薯、山芋、玉延
性味：味甘，性平　　归经：入肺、脾、肾经

山药

　　山药具有健脾养胃、补肾益肺、止渴生津的功效，可辅助治疗脾胃虚弱、久泻不止、咳嗽气喘、肾虚遗精、虚热消渴、带下尿频等病症。它本身富含黏液蛋白、维生素和微量元素，能预防心血管疾病，可安神益志、延年益寿。

◯ 习性：喜光照，耐寒性差，忌水涝，宜在排水良好、疏松肥沃的土壤中生长。

◯ 分布：华北、西北及长江流域各省。

◯ 宜忌：尤适宜脾虚食少、久泻不止、肺虚喘咳、肾虚遗精、带下、尿频患者。感冒、大便燥结者及肠胃积滞者忌用。

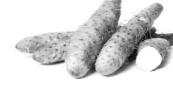

表皮淡褐色或深褐色，有细小点状凸起

叶卵状三角形至宽卵形或戟形，顶端渐尖，基部深心形、宽心形

药用部位：块根　小贴士：既可作主粮，又可作蔬菜，与肉类一起炖食，还可蘸糖做成小吃

別名：湖三棱、泡三棱、红蒲根　　性味：性平，味辛、苦　　归经：入肝、脾经

黑三棱

　　黑三棱的块茎是我国常用的中药，即"三棱"，具祛淤消积、破血行气、消炎止痛、通经下乳等功效，主要可用于血瘀腹痛、胸痹心痛、食积腹胀、反胃恶心、疮肿坚硬、乳汁不下等病症的治疗。与莱菔子配伍对积食不化导致的腹胀腹痛尤其有效。

◯习性：常生于海拔1500米以下的湖泊、沟渠、河流、沼泽、水塘边的浅水处。

◯分布：我国东北、黄河流域及长江中下游地区。

◯宜忌：气虚体弱、血枯经闭及孕妇忌服。

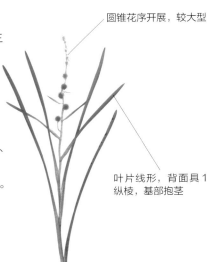

圆锥花序开展，较大型

叶片线形，背面具1纵棱，基部抱茎

药用部位：块茎　小贴士：黑三棱嫩茎剥外皮沸水焯熟后沥干晾凉，油盐调味即可食用

别名： 桴蓟、于术、冬白术、浙术、杨桴、吴术、片术

性味： 味苦、甘，性温　　**归经：** 入脾、胃经

白术

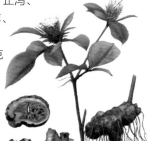

头状花序顶生，
总苞钟状

白术具有燥湿利水、健脾开胃、益气、止泻、安胎、止汗的功效，可辅助治疗风寒湿痹、脾虚胃寒、食欲不振、倦怠少气、泄泻、胎气不稳、自汗、盗汗等病症。取50克白术，加25克芍药，研末，粥糊为丸，可缓解脾虚泄泻。

○ **习性：** 喜凉爽气候，怕高温高湿，耐寒，栽培时以排水良好的沙质土壤为好。

○ **分布：** 主产于浙江、贵州、江西，河北、山东等也有栽培。

○ **宜忌：** 尤适宜脾胃气虚、不思饮食、倦怠无力、慢性腹泻患者。胃胀腹胀、气滞饱闷者忌食。

根状茎肥厚，略呈拳状

药用部位：根茎　**小贴士：以根茎粗大、体实无空心、断面黄白色、干燥、无地上茎者为佳**

别名： 蒌绕、蕀蒬、棘菀、细草　　**性味：** 味苦、辛，性温　　**归经：** 入心、肾、肺经

远志

远志具有止咳化痰、安神定心、消肿解毒的功效，其入药可辅助治疗咳嗽痰多、惊悸健忘、失眠多梦、神情恍惚、疮疡肿毒、乳房肿痛等病症。取远志肉，加酸枣仁、石莲肉等，水煎服，可改善失眠；将远志去心后煎汤服，能缓解小儿惊风。

叶互生，狭线形或线状披针形，先端渐尖，基部渐窄，全缘

○ **习性：** 生于草原、山坡草地、灌木丛中以及杂木林下，海拔200~2300米。

○ **分布：** 东北、华北、西北及山东、江苏、安徽、江西等地。

茎直立或斜上，丛生，上部多分枝

○ **宜忌：** 胃炎及胃溃疡者慎用。远志生用会有恶心、呕吐等不良反应。

药用部位：根　**小贴士：以断面黄白色、横皱纹较少、微有青草气者为佳**

别名：金毛狗脊、金毛狗、金狗脊、金毛狮子、猴毛头
性味：味苦、甘，性温　　归经：入肝、肾经

狗脊

狗脊具有补肝固肾、强筋骨、利关节的功效，可辅助治疗肝肾亏虚、风湿痹痛、足膝无力、遗尿遗精、白带异常等病症。狗脊可与益智仁、茯苓、杜仲等配伍使用，改善老年人肾虚、尿频不禁；还可与萆解、菟丝子配伍使用，适用于肝肾亏虚、腰痛脊强、足膝软弱无力等患者。

习性：喜温暖、潮湿、荫蔽的环境，畏严寒。生于山脚沟边及林下阴处酸性土中。

分布：主产于福建、四川、云南、广西等地。

宜忌：肾虚有热、小便不利或短涩黄赤者均慎服。

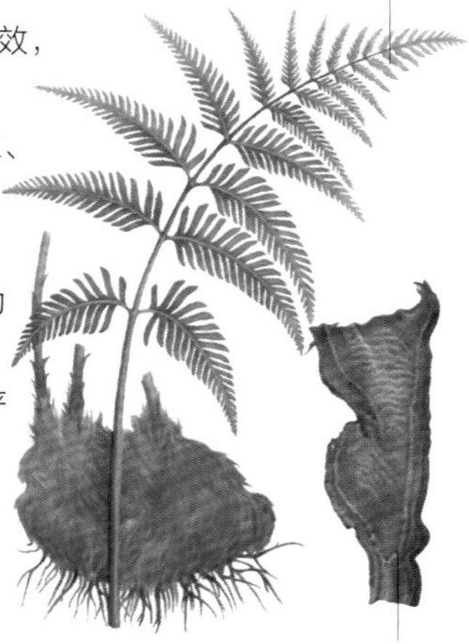

叶片长卵形，二回羽裂
根茎暗褐色，呈不规则的长块状

药用部位：根茎 | **小贴士：秋、冬二季采挖，除去泥沙，干燥，置通风干燥处，防潮**

别名：元参、浙玄参、黑参　　性味：味甘、苦、咸，性微寒　　归经：入肺、胃、肾经

玄参

玄参具有清热凉血、养阴生津、消肿排毒、散结通便的功效，其水煎内服可辅助治疗发热烦渴、津伤便秘、目赤涩痛、咽喉肿痛等病症，还可将其鲜品捣烂外敷缓解痈疽疮毒。玄参搭配生地、丹皮、赤芍等，能清热凉血；搭配大生地、麦冬等，可滋阴增液；还能配牛蒡子、板蓝根等，能解毒利咽。

习性：喜欢温暖湿润性气候，较耐寒、耐旱，以肥沃的腐殖质土和沙壤土为佳。

分布：主产于浙江、重庆。

宜忌：玄参性寒，能滑肠，故脾胃虚寒、食少便溏者慎用。不宜与藜芦、黄芪、干姜、大枣、山茱萸同用。

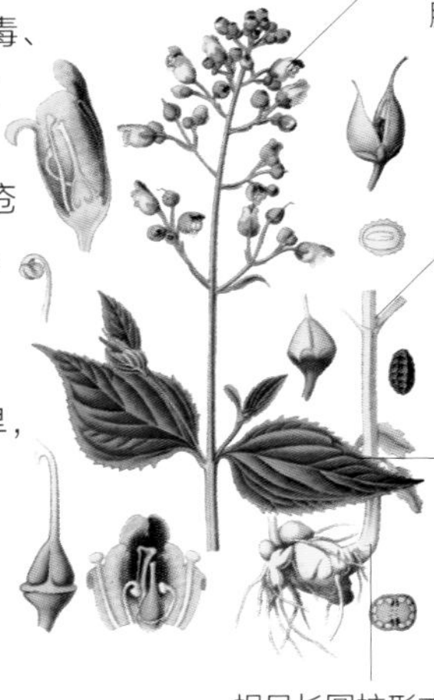

聚伞圆锥花序大而疏散，轴上有腺毛
茎具四棱，有沟纹
叶齿缘反卷，骨质，并有凸尖
根呈长圆柱形或纺锤形

药用部位：根 | **小贴士：以条粗壮、质坚实、断面色黑者为佳**

別名：鸡肠风、鸡眼藤、黑藤钻、兔仔肠
性味：味辛、甘，性微温　　归经：入肾经

巴戟天

　　巴戟天具有补肾壮阳、强筋健骨、祛风除湿的功效，可辅助治疗肾虚阳痿、风湿痹痛、腰膝酸软、宫冷不孕等病症。取 12 克巴戟天，加 10 克益智仁、12 克覆盆子，水煎服，可缓解小便不禁、遗尿等症；巴戟天、菟丝子、破故纸、鹿茸、山药、赤石脂、五味子各 50 克，研末，用酒糊丸，可改善白浊。

◎ 习性：生于山谷溪边、山地疏林下。

◎ 分布：福建、广东、海南、广西等地。

◎ 宜忌：阴虚火旺者忌服。

叶片长椭圆形，先端短渐尖，基部钝或圆形，全缘

茎有细纵条棱，幼时被褐色粗毛

根肉质肥厚，圆柱形，不规则地断续膨大，呈念珠状

药用部位：根　｜　小贴士：收获时间全年均可，但以冬季采者为佳

別名：苦地胆、地胆头、磨地胆、鹿耳草　　性味：味苦、涩，性寒　　归经：入肝、胆经

龙胆

　　龙胆具有清热解毒、燥湿止痛、泻火止痒的功效，可辅助治疗头痛发热、耳聋、目赤咽痛、热痢、痈疮肿毒、阴肿阴痒、阴囊肿痛、带下、湿疹、湿热黄疸、惊风抽搐等病症。

◎ 习性：喜温凉湿润气候、酸性土壤，在海拔 400~1700 米的山坡草地、路边、河滩、草丛、林下及草甸等处，生长最为普遍。

◎ 分布：东北及内蒙古、陕西、新疆、江苏、安徽、浙江、江西等地。

◎ 宜忌：脾胃虚弱、无湿热实火者忌服，勿空腹服用。

花枝单生，直立，黄绿色或紫红色，中空，近圆形

叶近革质，无柄，卵形或卵状披针形至线状披针形

根茎平卧或直立，长达 5 厘米，多粗壮，略肉质的须根

药用部位：根　｜　小贴士：春、秋季采挖，以秋季 10 月中、下旬采挖的质量较好

别名： 防风党参、黄参、防党参、上党参、狮头参
性味： 味甘、微酸，性平　　**归经：** 入脾、肺经

党参

　　党参具有益气、润肺、止咳、强心的功效，常与其他中药材搭配使用。将党参、白术、茯苓等搭配，可改善中气不足、体疲倦怠、食少便溏的症状；与黄芪、蛤蚧等同用，可减轻肺气亏虚的咳嗽气促、语声低弱状况。临床常用它代替古方中的人参，用以治疗轻微的脾肺气虚，还对改善面色苍白或萎黄、头晕症状有作用。

● 习性：喜气候温和、夏季凉爽、空气湿润的环境。

● 分布：东北、华北及陕西、宁夏、甘肃、青海、河南、四川、云南、西藏等地。

● 宜忌：气滞、肝火盛者禁用，邪盛而正不虚者不宜用。

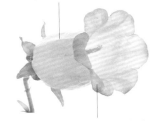

花单生于枝端，与叶柄互生或近于对生，有梗

花冠阔钟状，檐部浅裂

根常肥大呈纺锤状或纺锤状圆柱形

药用部位：块茎　｜　**小贴士：块茎可制蜜饯、酱渍、腌渍品。以凉拌为主，还可制成咸菜、罐头**

别名： 鸡头黄精、黄鸡菜、笔管菜、爪子参　　**性味：** 味甘，性平　　**归经：** 入肺、脾、肾经

黄精

　　黄精具有健脾开胃、润肺补肾、滋阴益气的功效，其根茎水煎内服可辅助治疗脾胃虚弱、食欲不振、肺虚燥渴、干咳不止、气血不足、腰膝酸软、须发早白等病症，还可防治糖尿病。

● 习性：喜欢阴湿气候条件，具有喜阴、耐寒、怕干旱的特性。

● 分布：河北、内蒙古、陕西等省区。

● 宜忌：一般人群皆可食用，尤适宜脾胃虚弱、体倦乏力、口干食少、肺虚燥咳、精血不足患者。中寒泄泻、痰湿痞满气滞者忌服。

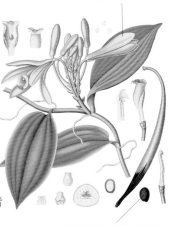

花腋生，下垂，花被筒状，白色

根茎横生，肥大肉质，略呈扁圆形

药用部位：根　｜　**小贴士：肉质根状茎肥厚，可作蔬菜食用**

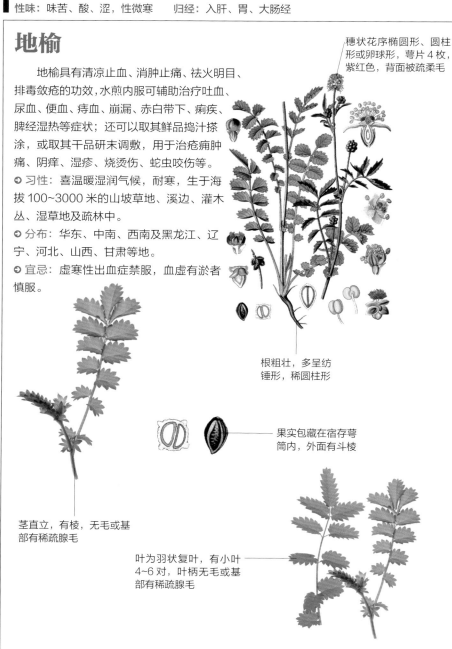

別名：黄瓜秀、玉札、山枣子
性味：味苦、酸、涩，性微寒　　归经：入肝、胃、大肠经

地榆

地榆具有清凉止血、消肿止痛、祛火明目、排毒敛疮的功效，水煎内服可辅助治疗吐血、尿血、便血、痔血、崩漏、赤白带下、痢疾、脾经湿热等症状；还可以取其鲜品捣汁搽涂，或取其干品研末调敷，用于治疮痈肿痛、阴痒、湿疹、烧烫伤、蛇虫咬伤等。

○ 习性： 喜温暖湿润气候，耐寒，生于海拔 100~3000 米的山坡草地、溪边、灌木丛、湿草地及疏林中。

○ 分布： 华东、中南、西南及黑龙江、辽宁、河北、山西、甘肃等地。

○ 宜忌： 虚寒性出血症禁服，血虚有淤者慎服。

穗状花序椭圆形、圆柱形或卵球形，萼片 4 枚，紫红色，背面被疏柔毛

根粗壮，多呈纺锤形，稀圆柱形

果实包藏在宿存萼筒内，外面有斗棱

茎直立，有棱，无毛或基部有稀疏腺毛

叶为羽状复叶，有小叶 4~6 对，叶柄无毛或基部有稀疏腺毛

药用部位：根　**小贴士：** 春季发芽前、秋季枯萎前后挖出。以条粗、质坚、断面粉红色者为佳

别名：紫丹参、红根、血参根、大红袍
性味：味苦，性微寒　　**归经：**入心、肝经

丹参

　　丹参具有活血散淤、消肿止痛、清心安神、理气、凉血的功效，水煎内服可辅助治疗血淤、月经不调、闭经、腹痛、子宫出血、贫血、乳腺炎、关节炎、淋巴腺炎、急慢性肝炎等病症，还可以捣碎外敷于患处，治疮疖肿痛、跌打损伤，或取汁液洗漆疮。

◎**习性：**喜欢在气候温和、光照充足、空气湿润的环境下生长，对土壤酸碱度适应性较强。

◎**分布：**安徽、山西、河北、四川、江苏等地。湖北、甘肃、辽宁、陕西、山东、浙江、河南、江西等地也有分布。

◎**宜忌：**忌与醋等酸性食物同食。

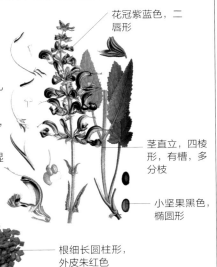

花冠紫蓝色，二唇形

茎直立，四棱形，有槽，多分枝

小坚果黑色，椭圆形

根细长圆柱形，外皮朱红色

药用部位：根、根茎　|　**小贴士：春、秋采挖，洗净，晒干，切片、段，生用或酒炒用**

别名：山茶根、土金茶根　　**性味：**味苦，性寒　　**归经：**入肺、胃、大肠、小肠经

黄芩

　　黄芩具有清热解毒、祛火、凉血、安胎的功效，其根部入药可辅助治疗肺炎、咳嗽、咯血、痢疾、高血压、目赤肿痛、胎气不稳、上呼吸道感染等病症。它常与白芍、葛根、甘草同用，治湿热、腹痛；还可搭配生地、丹皮、侧柏叶等，治血热妄行。

◎**习性：**抗旱力较强，怕涝，以阳光充足、土层深厚、肥沃的中性或微碱性壤土或沙质土壤栽培为宜。

◎**分布：**黑龙江、辽宁、内蒙古、河北、河南、甘肃、陕西、山西、山东、四川等地。

◎**宜忌：**脾胃虚寒者忌服。

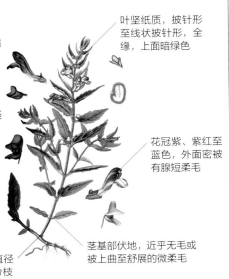

叶坚纸质，披针形至线状披针形，全缘，上面暗绿色

花冠紫、紫红至蓝色，外面密被有腺短柔毛

茎基部伏地，近乎无毛或被上曲至舒展的微柔毛

根茎肥厚，肉质，直径达2厘米，伸长而分枝

药用部位：根　|　**小贴士：春、秋二季采挖，除去须根及泥沙，晒后去粗皮，晒干**

秦艽

　　秦艽具有清热解毒、活血、利尿、止痛的功效，可辅助治疗中风、风湿、痉挛、小便不利、肠风痔瘘、妇人胎热、小儿疳热等病症。秦艽常与赤芍、防己、忍冬藤等清热除湿药配伍，治风湿热痹、关节肿痛；与柴胡、鳖甲、知母、地骨皮、青蒿等配伍，可改善劳伤阴虚、骨蒸潮热、颧红盗汗、消瘦乏力之症。

◎ 习性：喜温和气候，耐寒，耐旱，多生长在土层深厚、土壤肥沃、富含腐殖质的山坡草丛中。

◎ 分布：内蒙古、宁夏、河北、陕西、新疆、山西等地。

◎ 宜忌：久病虚寒、尿多、便溏者禁服。

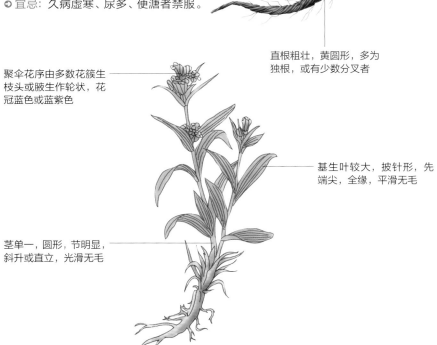

直根粗壮，黄圆形，多为独根，或有少数分叉者

聚伞花序由多数花簇生枝头或腋生作轮状，花冠蓝色或蓝紫色

基生叶较大，披针形，先端尖，全缘，平滑无毛

茎单一，圆形，节明显，斜升或直立，光滑无毛

药用部位：根　｜　小贴士：在 9~11 月倒苗时，全根挖起，洗净茎叶、泥土，晒至半干

别名：包袱花、铃铛花、僧帽花
性味：味苦、辛，性微温　　归经：入肺经

桔梗

　　桔梗具有止咳化痰、润肺、祛火、排脓、消肿止痛的功效。作为我国传统常用中药材，它可辅助治疗咳嗽痰多、喉咙疼痛、肺痈腹痛、口舌生疮、目赤疼痛等病症。取等份桔梗、茴香，研末敷于患处，可改善牙疳臭烂。

◯ 习性：喜光照、喜温和湿润凉爽气候，宜栽培在海拔 1100 米以下的丘陵地带和半阴半阳的沙质土壤中。

◯ 分布：东北、华北、华东、华中各省。

◯ 宜忌：凡气机上逆、呕吐、呛咳、眩晕、阴虚火旺、咯血等患者不宜用。胃及十二指肠溃疡者慎服，用量过大易致恶心呕吐。

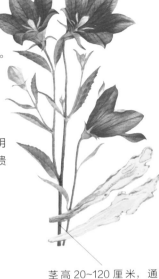

茎高 20~120 厘米，通常无毛，偶密被短毛，不分枝，极少上部分枝

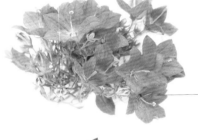

花大形，单生于茎顶或数朵成疏生的总状花序，花冠钟形，蓝紫色或蓝白色

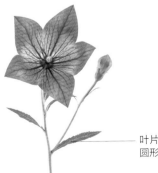

叶片卵形、卵状椭圆形至披针形

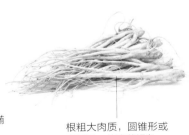

根粗大肉质，圆锥形或有分叉，外皮黄褐色

药用部位：茎叶、根　｜　小贴士：嫩叶可做菜，鲜根微煮后浸泡在清水中，然后腌食或炒菜

别名：味连、川连、鸡爪连
性味：味苦，性寒　归经：入心、胃、肝、大肠经

黄连

叶片稍带革质、卵状三角形

　　黄连具有清热解毒、燥湿泻火的功效，可辅助治疗心烦失眠、发热、目赤肿痛、牙龈肿痛、湿热痞满、泻痢、黄疸、湿疹、耳道流脓等病症。黄连搭配黄芩、大黄等服用，可治湿热；与木香、黄芩、葛根等配伍，可治泻痢。

◎ 习性：喜冷凉、湿润、荫蔽，忌高温、干旱。适宜表土疏松肥沃、有丰富的腐殖质、土层深厚的土壤。

◎ 分布：四川、贵州、湖南、湖北、陕西等地。

◎ 宜忌：胃虚呕恶、脾虚泄泻、五更肾泻、阴虚津伤者慎服。

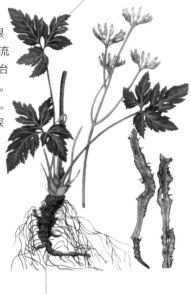

二歧或多歧聚伞花序，有3~8朵花，花瓣线形或线状披针形

根状茎，黄色，常分枝，密生多数须根

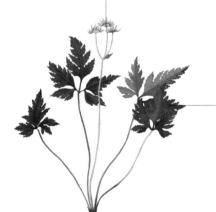

叶长3~8厘米，宽2~4厘米，顶端急尖，边缘生有细刺尖的锐锯齿

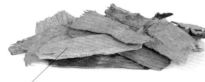

表面灰黄色或黄棕色，外皮剥落处显红棕色，粗糙

药用部位：根　┃　小贴士：秋季采挖，除去须根及泥沙，干燥，除去残留须根

■ 别名：华细辛、小辛、少辛、独叶草
■ 性味：味辛，性温　　归经：入心、肺、肾经

细辛

　　细辛具有祛风散寒、行水利尿、清热镇痛、化痰止咳的功效，可辅助治疗风冷头痛、口疮口臭、风湿痹痛、痰多咳嗽等病症。细辛搭配羌活、川乌、草乌等，可缓解风湿痹痛；与干姜、半夏等配伍，可改善肺寒咳嗽、痰多质稀之症。

◐ 习性：性喜湿润阴凉环境，耐严寒，以腐殖多、土层深厚、疏松、肥沃的土壤为宜。

◐ 分布：陕西、四川、山东、安徽、浙江、江西、湖北、湖南等地。

◐ 宜忌：气虚多汗、血虚头痛、阴虚咳嗽等忌服。忌与藜芦、狼毒、山茱萸、黄芪、硝石、滑石同用。

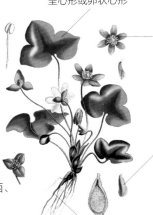

叶通常为2枚，叶片呈心形或卵状心形

花紫黑色，花被裂片三角状卵形

果近球状，棕黄色

根状茎直立或横走，直径2~3毫米，节间长1~2厘米，有多条须根

药用部位：根茎　小贴士：以根灰黄、叶绿、干燥、味辛辣而麻舌者为佳

■ 别名：水泽、如意花、车苦菜　　性味：味甘、淡，性寒　　归经：入肾、膀胱经

泽泻

　　泽泻具有利尿通淋、利水渗湿、泄热止血的功效，可辅助治疗小便不利、热淋、遗精、尿血、水肿胀满、呕吐、泄泻等病症。泽泻可搭配木通、茯苓，缓解尿道涩痛；与白术配伍治胃内停水；还可与茯苓、猪苓、车前子等配伍，改善小便不利、水肿、带下等症状。

◐ 习性：喜温暖湿润的气候，幼苗喜荫蔽，成株喜阳光，怕寒冷，在海拔800米以下地区，一般都可栽培。

◐ 分布：主产于福建、四川、江西，贵州、云南等地亦产。

◐ 宜忌：肾虚精滑、无湿热者禁服。

叶椭圆形、长椭圆形或宽卵形

花轮生呈伞形状，再集成大型圆锥花序

瘦果两侧扁，长1.5~2毫米，宽1.5毫米，花柱宿存

药用部位：球茎　小贴士：以块大、黄白色、光滑、质充实、粉性足者为佳

別名：山鞠穷、香果、胡穷、雀脑芎
性味：味辛，性温　　归经：入肝、胆、心经

川芎

　　川芎具有调经活血、行气散寒、祛风止痛的功效，可辅助治疗月经不调、经闭痛经、产后腹痛、头痛眩晕、心胸胁痛、风寒湿痹、肢体麻木、痈疽疮疡、跌打损伤等病症。川芎可搭配荆芥、防风、细辛、白芷等，缓解诸风上攻头痛之症。

◎习性：适应于温和气候环境，对高温和低温都非常敏感。

◎分布：云南、贵州、广西、湖北、江西、浙江、陕西、甘肃、内蒙古、河北等地。

◎宜忌：阴虚火旺、上盛下虚及气弱之人忌服。忌与山茱、狼毒、硝石、滑石、黄连、黎芦同服。

复伞形花序顶生或侧生，花瓣白色，倒卵形至心形

茎直立，圆柱形，有纵条纹，上部多分枝

根茎发达，形成不规则的结节状拳形团块

药用部位：根　　小贴士：以个大饱满、质坚实、断面色黄白、油性大、香气浓者为佳

別名：郁金、宝鼎香、毫命　　性味：味辛、苦，性温　　归经：入脾、肝经

姜黄

　　姜黄具有活血通经、行气化淤、止痛消肿的功效，可辅助治疗产后滞血痛胀、月经不调、闭经、胸腹胀痛、肩臂痹痛、跌打损伤等病症。姜黄搭配元胡、香附，可缓解气滞血淤所导致的胸腹疼痛、肢体痛及痛经症状。取等份的姜黄、细辛、白芷，研为细末，擦牙痛患处，并用盐水漱口，每天2~3次，可治疗牙痛顽疾。

◎习性：喜温暖湿润气候、阳光充足、雨量充沛的环境，怕严寒霜冻，怕干旱积水。

◎分布：台湾、福建、广东、广西、云南、西藏等地。

◎宜忌：血虚无气者忌服。

叶片长圆形或椭圆形，顶端短渐尖，基部渐狭，绿色，两面均无毛

穗状花序圆柱状，花白色，边缘染淡红晕

根粗壮，末端膨大呈块根

药用部位：根　　小贴士：以质坚实、断面金黄、香气浓厚者为佳

别名：川断、龙豆、属折、接骨
性味：味苦、辛，性微温　　归经：入肝、肾经

续断

　　续断具有补肝益肾、强健筋骨、调血止血、消肿止痛的功效，可辅助治疗肝肾虚弱、损筋折骨、跌扑创伤、胎动漏红、血崩带下、腰背酸痛、痈疽疮肿等病症。续断泡酒可缓解风湿痹痛、跌仆损伤；而盐续断则多用于改善腰膝酸软。

◯ 习性：喜较凉爽湿润的气候，耐寒，忌高温。适于土层深厚、肥沃、疏松的土壤。

◯ 分布：江西、湖北、湖南、广西、四川、贵州、云南、西藏等地。

◯ 宜忌：中气下陷、脾虚泄泻、下元不固、梦遗失精、月经过多者及孕妇均忌服。

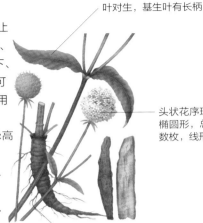

叶对生，基生叶有长柄

头状花序球形或椭圆形，总苞片数枚，线形

茎直立，有棱和浅槽，密被白色柔毛，棱上有较粗糙的刺毛

药用部位：根　|　**小贴士：秋季采挖，除去根头及须根。以条粗、质软、皮部绿褐色者为佳**

别名：苦菜、泽败、鹿肠　　性味：味苦，性平　　归经：入肝、胃、大肠经

败酱

　　败酱具有清热解毒、止痛化淤、排脓下痢的功效，可辅助治疗肠痈、产后腹痛、气滞血淤、目赤肿痛、赤白带下、痈肿疥癣等病症。取 100 克鲜败酱草，加 25 克冰糖，开水炖服，可改善赤白痢疾。取 250 克败酱草，煎汤炖服，同时用鲜败酱草捣烂外敷，可缓解毒蛇咬伤。

◯ 习性：常生于海拔400~2100米的山坡林下、林缘和灌木丛中以及路边、田埂边的草丛中。

◯ 分布：除宁夏、青海、新疆、西藏、广东和海南外的全国各地。

◯ 宜忌：胃虚脾弱、泄泻不食、虚寒下脱者忌食。

花序为聚伞花序组成的大型伞房花序，顶生

根状茎横卧或斜生，节处生多数细根

基生叶丛生，卵形、椭圆形或椭圆状披针形，多羽状深裂或全裂

药用部位：根、茎叶　|　**小贴士：采摘后的茎叶要及时进行处理，如果遇到阴天要及时烘干**

栝楼

栝楼具有润肺化痰、清热止咳、止渴生津的功效，可辅助治疗咳嗽痰多、大便燥结、胸痹肋痛、燥热干渴等病症。栝楼的根，搭配贝母、知母、秦艽、黄芩等，可改善马热病。取等份的栝楼根、赤小豆，研末，加醋调涂，能缓解溃疡。

⊙ 习性：较耐寒，不耐干旱。选择向阳、土层深厚、疏松肥沃的沙质土壤栽培为好。

⊙ 分布：主产于山东、安徽、河南等地。

⊙ 宜忌：尤适宜咳嗽痰多、身热烦满、胸痹肋痛、大便燥结者。

总花梗上部呈总状花序，少有单生

茎多分枝，无毛

果实近球形，熟时橙红色，光滑

叶互生，近圆形或心形，表面疏生短伏毛或无毛

药用部位：根、种子　**小贴士：** 当果实表面有白粉，变成淡黄色时，分批采摘，悬通风处晾干

虎掌

虎掌具有止咳化痰、祛风止痉、消肿解毒的功效，水煎内服可辅助治疗咳嗽痰多、中风偏瘫、手足麻木、惊风癫痫等病症，还可以捣烂外敷于患处，用于痈肿、瘰疬、毒蛇咬伤、跌打损伤等。取等份的虎掌、半夏，研末，每次取 5 克左右，用姜汁、竹沥调和，同时烘炙印堂，可缓解角弓反张。

⊙ 习性：生长于海拔 1000 米以下的林下、山谷或河谷阴湿处。

⊙ 分布：河北、山西、陕西、山东、江苏、上海、安徽、浙江、福建、河南、湖北等地。

⊙ 宜忌：尤适宜风痰壅、口眼歪斜、半身不遂、手足麻痹、风痰眩晕、癫痫、惊风患者。

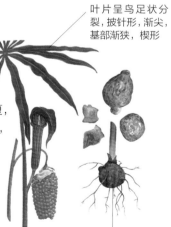

叶片呈鸟足状分裂，披针形，渐尖，基部渐狭，楔形

块茎近圆球形，直径可达 4 厘米，根密集，肉质

药用部位：根、茎叶　**小贴士：** 多在白露前后采挖，去净须根，除去外皮，晒干

凤眼莲

　　凤眼莲具有清热排毒、安神、消肿、利水、促消化的功效，其入药可辅助治疗水肿、中暑、风热感冒、小便不利、尿路结石、风疹湿疮等症状，还可以捣烂或研末外敷于患处，缓解热疮不适。它本身含人体所需却不能自身制造的多种氨基酸，可提高人体免疫力，维持心脑血管健康。

◯习性：喜欢生长在向阳、平静的水面，或潮湿肥沃的水边坡地。

◯ 分布：全国各地。

◯宜忌：尤适宜风热感冒、水肿、中暑烦渴、热淋、小便不利、尿路结石、风疹、湿疮、疖肿患者。

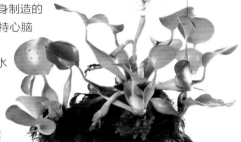

叶由丛生而直伸，倒卵状圆形或卵圆形，全缘鲜绿色而有光泽，质厚

水生须根发达，漂浮水面或根生于浅水泥中

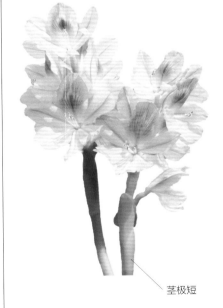

茎极短

穗状花序，花茎单生，花为蓝紫色

药用部位：根茎、花　　小贴士：全草可作家畜、家禽饲料；嫩叶及叶柄可作蔬菜

别名： 黄参、棒槌、血参、人衔、鬼盖、神草
性味： 味甘、微苦，性平　　**归经：** 入脾、肺、心经

人参

　　人参具有补气固体、安神益智、补脾开胃、益肺生津的功效，可辅助治疗劳伤倦怠、反胃食少、头痛眩晕、咳嗽气喘、惊悸健忘、虚热消渴、尿频、阳痿、崩漏以及一切气血津液不足之症。

◎习性： 喜斜射及漫射光，忌强光和高温。土壤要求为排水良好、疏松、肥沃、腐殖质层深厚的棕色森林土或山地灰化棕色森林土。

◎分布： 辽宁东部、吉林东半部和黑龙江东部，河北、山西有引种。

◎宜忌： 实证、热证而正气不虚者忌服。

果实扁球形或肾形，成熟时鲜红色，长 4~5 毫米，宽 6~7 毫米

叶为掌状复叶，中央小叶片椭圆形至长圆状椭圆形

主根肥大，纺锤形或圆柱形

药用部位：根　　**小贴士：** 服人参后，不可饮茶，以免使人参的作用受损

别名： 中华虫草　　**性味：** 味甘，性平　　**归经：** 入肾、肺经

冬虫夏草

　　冬虫夏草具有止咳平喘、补肺益肾、化痰散寒的功效，可辅助治疗久咳、痰多、气喘、产后虚弱、阳痿、阴冷等病症。同时，它入药能降低血压、降胆固醇、抑制血栓、减慢心率、抗心肌缺血缺氧，有消炎抗菌、抵抗病毒、防治癌症的作用。

◎习性： 生长于海拔 3800 米以上的雪山草甸上。

◎分布： 主产于金沙江、澜沧江、怒江三江流域的上游。

◎宜忌： 尤适宜老年慢性支气管炎、肺气肿、肺结核、支气管哮喘、咳嗽气短、虚喘咯血、体虚多汗、自汗、盗汗者食用。

单生，细长呈棒球棍状，长 4~14 毫米

上部为子座头部，稍膨大，呈窄椭圆形

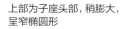

药用部位：根茎　　**小贴士：** 虫草越新鲜，其功效就越好。储存关键在于防潮、防蛀和防虫

別名：干归、马尾当归、秦哪、马尾归
性味：味甘、辛，性温　　归经：入心、肝、脾经

当归

当归具有活血调经、补血止痛、滑肠润燥的功效，可辅助治疗月经不调、经闭痛经、崩漏、虚寒腹痛、肠燥不适、大便不通、赤痢后重、痈疽等病症。当归可搭配肉苁蓉、火麻仁等，改善便秘；还可与地黄、川芎、丹参等配伍，调节血虚或血淤导致的月经不调、经闭痛经。

◎ 习性：喜阴，忌阳光直射，怕涝，怕高温。

◎ 分布：甘肃、云南、四川、青海、陕西、湖南、湖北、贵州等地。

◎ 宜忌：阴中火盛、湿阻中满、脘腹胀闷、大便溏泄者慎服。

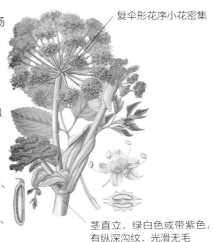

复伞形花序小花密集

茎直立，绿白色或带紫色，有纵深沟纹，光滑无毛

药用部位：根 ┃ 小贴士：柴性大、干枯无油或断面呈绿褐色者不可供药用

別名：蒟蒻芋、雷公枪、莦蒟、妖芋、鬼芋　　性味：味辛，性寒　　归经：入心、脾经

魔芋

魔芋具有活血散淤、消肿止痛、润肠通便、平衡身心的功效，可辅助治疗跌打损伤、血滞淤肿、腹痛便秘、牙痛、喉咙肿痛、高血压、高血糖等病症。魔芋本身含一种凝胶样的化学物质，有防治癌症的作用。

◎ 习性：多生长于林缘、疏林下以及溪谷两旁湿润地。

◎ 分布：四川、湖北、云南、贵州、陕西、广东、广西、台湾等地。

◎ 宜忌：伤寒感冒、消化不良、有皮肤病的人应少食用。生魔芋有毒，必须煎煮3小时以上才可食用。

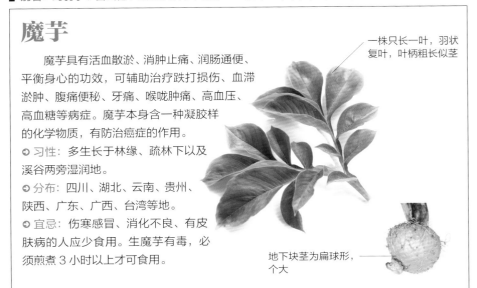

一株只长一叶，羽状复叶，叶柄粗长似茎

地下块茎为扁球形，个大

药用部位：地下块茎 ┃ 小贴士：地下块茎可加工成魔芋粉，或制成魔芋豆腐、魔芋挂面等

别名： 玉灵、茯灵、万灵桂、茯菟
性味： 味甘、淡，性平　　**归经：** 入心、肺、脾经

茯苓

　　茯苓具有利水利尿、化痰止咳、安神益智、健脾和胃的功效，可辅助治疗水肿、小便不利、咳嗽痰多、惊悸健忘、泄泻、遗精、淋浊等病症。茯苓常与人参、远志、酸枣仁等配伍，用于心神不安、失眠多梦等症；还搭配党参、白术等，改善脾虚湿盛所致食少便溏病症。

◯ **习性：** 寄生于松科植物赤松或马尾松等树根上，土质以沙质为宜。

◯ **分布：** 云南、安徽、湖北、河南、四川等地。

◯ **宜忌：** 肾虚多尿、虚寒滑精、气虚下陷、津伤口干者慎服。忌与米醋同食。

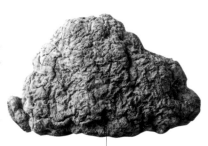

完整的茯苓呈类圆形、椭圆形、扁圆形或不规则团块，呈棕褐色或黑棕色

去皮后切制的茯苓呈块状，大小不一，白色、淡红色或淡棕色

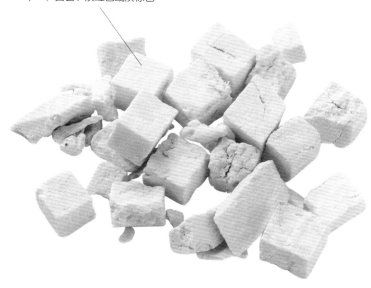

药用部位：根 ｜ **小贴士：** 以体重坚实、外皮呈褐色、皱纹深、断面白色细腻、黏牙力强者为佳

别名：地熏、茈胡、山菜、茹草、柴草
性味：味苦，性寒　　归经：入肝、胆经

柴胡

　　柴胡具有祛火退热、益气调经、疏肝解郁的功效，可辅助治疗感冒发热、月经不调、肝郁气滞、黄疸、疟疾、胸胁胀痛、目赤、头痛等病症。柴胡常与青蒿、地骨皮、白芍、石膏、知母等搭配，有解表退热的作用；还可与葛根、羌活等同用来治疗感冒。

◎习性：生长在向阳的山坡路边、岸旁或草丛中。

◎分布：东北、华北、西北、华东和华中等地区。

◎宜忌：真阴亏损、肝阳上亢、阴虚火旺者禁服。忌与皂荚、女菀、藜芦同服。

伞形花序常有伞幅10~15厘米，形成开展疏散的圆锥花序，花瓣淡黄色

叶为宽或窄的披针形，基生叶和下部的茎生叶有长柄

茎基部木质化，上部多次分枝

药用部位：根　**小贴士：以根条粗长、无茎苗、须根少者为佳。置阴凉干燥处，防潮、防蛀**

别名：铜芸、回云、回草、百枝　　　性味：味辛、甘，性微温　　　归经：入肺、脾、肝经

防风

　　防风具有祛风散寒、胜湿止痛、解痉止痒的功效，可辅助治疗风寒头痛、风湿痹痛、关节疼痛、腰膝酸软、腹痛泄泻、风疹瘙痒等病症。防风搭配白芍、白术、陈皮等可治腹痛泄泻；还可与天南星、天麻、白附子等配伍，用于治疗破伤风。

◎习性：喜凉爽气候，耐寒，耐干旱，宜生于阳光充足的草原、丘陵和多石砾山坡上。

◎分布：东北、华北及陕西、甘肃、宁夏、山东等地。

◎宜忌：尤适宜外感风寒、头痛身痛、风湿痹痛、骨节酸痛、腹痛泄泻、肠风下血患者。

复伞形花序多数，花瓣倒卵形，白色

叶片卵形或长圆形，顶生叶简化，有宽叶鞘

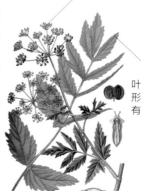

根呈长圆锥形或长圆柱形，下部渐细，有的略弯曲

药用部位：根　**小贴士：以条粗壮，断面皮部色浅棕、木部色浅黄者为佳**

別名：白花前胡、鸡脚前胡、官前胡、山独活
性味：味苦、辛，性微寒　　归经：入肺经

前胡

　　前胡具有祛风散热、止咳化痰、健胃明目的功效，入药可辅助治疗风热头痛、肺热咳嗽、气喘、痰多、消化不良、眼睛肿痛等病症。前胡搭配杏仁、贝母、桑白皮，可改善咳喘痰稠症状；还可与村舍、陈皮、半夏配伍，缓解胸闷、呕吐、食少病症。

◐ 习性：生长于海拔250～2000米的山坡林缘、路旁和半阴性的山坡草丛中。

◐ 分布：甘肃、河南、贵州、广西、四川、湖北、湖南、江西、安徽、江苏、浙江、福建等地。

◐ 宜忌：内无实热、外无感邪者慎服；阴虚咳嗽、寒痰喘嗽者禁服。

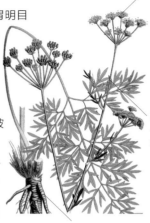

复伞形花序多数，顶生或侧生

茎圆柱形，下部无毛，上部分枝多有短毛，髓部充实

根茎粗壮，直径1～1.5厘米，灰褐色，存留多数越年枯鞘纤维

药用部位：根　　**小贴士：以条粗壮、质柔软、香气浓者为佳。置阴凉干燥处，防霉、防蛀**

別名：酸筒杆、酸桶芦、斑庄根　　性味：味苦，性微寒　　归经：入肝、胆、肺经

虎杖

　　虎杖具有祛风利湿、活血通经、消肿散淤的功效，入药可辅助治疗风湿筋骨疼痛、黄疸、女性经闭、带下、产后恶露不尽、痔漏下血等病症，外用时可缓解恶疮、疥癣、烫伤、跌打损伤等症状。取50克虎杖，水煎服，可防治胆囊结石；将其根研末，酒送服，可改善产后淤血之痛。

◐ 习性：生长于山坡灌木丛、山谷、路旁、田边湿地。

◐ 分布：华东、华中、华南及四川、云南、贵州、陕西、甘肃等地。

◐ 宜忌：尤适宜风湿筋骨疼痛、湿热黄疸、淋浊带下、妇女经闭患者。

叶宽卵形或卵状椭圆形，近革质，边缘全缘，疏生小凸起，两面无毛

茎具明显的纵棱，无毛

药用部位：茎叶、根　　**小贴士：炮制后贮干燥容器内，置通风干燥处，防霉、防蛀**

别名： 胡王使者、独摇草、独滑、长生草、川独活、肉独活
性味： 味辛、苦，性微温　　**归经：** 入肝、肾、膀胱经

独活

　　独活具有祛风散寒、胜湿止痛的功效，可辅助治疗风湿痹痛、腰膝酸软、头痛、牙痛等病症。独活搭配细辛、川芎等，可改善风扰肾经；与当归、白术、牛膝等同用，可缓解感冒风寒、湿邪；还可与桑寄生、杜仲、人参等配伍，可缓解腰膝酸软、关节屈伸不利。

　　⚬ **习性：** 适宜温和气候，要求土壤肥沃、深厚，以沙质土壤为好，在海拔1200米以上的山区易活。

　　◯ **分布：** 主产于四川、湖北、安徽等地。

　　◯ **宜忌：** 尤适宜风寒湿痹、腰膝疼痛患者。阴虚血燥者慎服。

叶膜质，被稀疏的刺毛，边缘有不整齐的锯齿

复伞形花序顶生和侧生，花瓣白色

根圆锥形，分枝，淡黄色

药用部位：根 | **小贴士：** 拣去杂质，洗净，润透后切片，干燥。以根粗壮、质软、气香者为佳

别名： 延胡、玄胡索、元胡索、元胡　　**性味：** 味辛、苦，性温　　**归经：** 入心、肝、脾，肺经

延胡索

　　延胡索具有调经活血、理气止痛、消肿散淤的功效，可辅助治疗月经不调、崩中、产后血晕、恶露不尽、跌打损伤、心腹腰膝诸痛等病症。延胡索搭配当归、莪术、五灵脂、高良姜，可改善气血不顺等症。取延胡索研末，炒熟，每次取10克，米汤调饮，可改善血痢疼痛。

　　⚬ **习性：** 喜温暖湿润气候，但能耐寒，怕干旱和强光，野生于山地、稀疏林以及树林边缘的草丛中。

　　◯ **分布：** 安徽、浙江、江苏、湖北、河南等地。

　　◯ **宜忌：** 血热气虚及孕妇忌服。

总状花序疏生5~15花，花紫红色

叶二回三出或近三回三出，下部茎生叶常具长柄

茎直立，常分枝，基部以上具1鳞片，有时具2鳞片

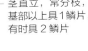

块茎圆球形，直径1~2.5厘米，质黄

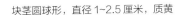

药用部位：块茎 | **小贴士：** 以个大、饱满、质坚实、断面色黄者为佳

白鲜

总状花序，花瓣白带淡紫红色或粉红带深紫红色脉纹

白鲜具有清热解毒、祛风燥湿、止痛的功效，可辅助治疗风热、疥癣、疮毒、风湿痹痛、湿疹、皮肤瘙痒、黄疸等病症。分别取 9 克白鲜皮、乌梢蛇、防风、当归，再分别加白蒺藜、生地各 12 克和 6 克甘草，水煎服，可缓解慢性湿疹、荨麻疹。

叶椭圆至长圆形，叶缘有细锯齿，叶脉不甚明显，中脉被毛

◐习性：喜温暖湿润气候，耐寒，怕旱，怕涝，怕强光照。生于丘陵土坡、平地灌木丛中或草地、疏林下，石灰岩山地亦常见。

◐分布：黑龙江、内蒙古、河北、新疆、宁夏、甘肃、陕西、安徽、浙江、江西、福建、四川等地。

茎直立，幼嫩部分密被长毛及水泡状凸起的油点

◐宜忌：脾胃虚寒者忌服。

根斜生，肉质粗长，淡黄白色

药用部位：根皮 ┃ **小贴士：** 春、秋二季采挖根部，除去泥沙及粗皮，剥取根皮，切片，干燥

升麻

花小，黄白色，生于枝顶

升麻具有解毒、发表、透疹、消肿、止痢的功效，可辅助治疗头痛寒热、痄子热痒、咽喉肿痛、口舌生疮等，还可辅助治疗突发肿毒、痈疮肿毒、斑疹不透、久泻久痢、崩漏、白带异常、子宫下坠、脱肛、中气下陷等病症。

叶互生，小叶片长卵形或披针形，边缘有粗锯齿

◐习性：喜温暖湿润气候，耐寒，喜微酸性或中性的腐殖质土，在碱性或重黏土中栽培生长不良。

◐分布：主产于辽宁、吉林、黑龙江、河北、山西、陕西、四川、青海等地。

◐宜忌：阴虚阳浮、喘满气逆、麻疹已透者禁服。

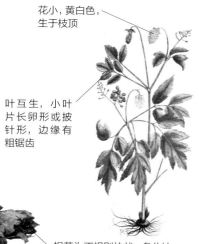

根茎为不规则块状，多分枝，表面黑褐色，须根多而细

药用部位：根 ┃ **小贴士：** 以个大、质坚、表面黑褐色、无须者为佳

別名：勤母、苦菜、空草、药实
性味：味甘、苦，性微寒　　归经：入肺、心经

贝母

　　贝母具有清热排毒、止咳化痰、滋阴清肺的功效，其水煎内服可辅助治疗口鼻干燥、肺热、咳嗽不止、痰多、咽喉肿痛等症状。可与沙参、麦冬、天冬、桑叶、菊花等搭配，对治疗肺痿、肺痈、肺虚劳咳、痰中带血、胸闷郁结有良好的作用。

◎习性：喜冷凉湿润的环境条件，以排水良好、土层深厚、疏松、富含腐殖质的沙壤土种植为好。

◎ 分布：四川、浙江、河北、甘肃、山西、云南、陕西、安徽等地。

◎ 宜忌：脾胃虚寒及寒痰、湿痰者慎服。 不宜与乌头类药材同用。

花单生茎顶，钟状，下垂

叶披针形至线形，先端稍卷曲或不卷曲，无柄

药用部位：鳞茎　**小贴士：以质坚实、粉性足、色白者为佳。置通风干燥处，防蛀**

別名：老鸦头、棉花包、毛地梨　　性味：味甘、微辛，性寒　　归经：入肝、胃、脾经

山慈姑

　　山慈姑具有清热解毒、活血散淤、舒气解郁、消痈散结的功效，可辅助治疗疔疮、瘰疬、癌瘤、喉痹、虫蛇咬伤等病症。山慈姑与昆布、贝母等配伍，可治肝郁气滞；还可搭配山豆根、蚤休、射干等，能清热解毒、消肿利咽，可改善喉痹咽痛。

◎习性：适应性较广，既喜阴湿，又可生长于阳光充足之地，多生于河谷边、山谷阴沟或杂木林边缘。

◎ 分布：河南、安徽、江苏、浙江、江西、福建、台湾、湖北、湖南、广东、广西等地。

◎ 宜忌：正虚体弱者慎服。

茎浅绿色稍带红紫色，光滑无毛

叶片宽卵状心形或卵状心形，顶端尾状渐尖，边缘全缘或微波状，两面无毛

药用部位：鳞茎　**小贴士：春、秋、冬挖取鳞茎，洗净，除去须根及外皮，晒干或鲜用**

別名：芫花叶白前、水竹消、溪瓢羹、消结草
性味：味辛、甘，性平　　归经：入肺、膀胱、小肠经

白前

　　白前具有止咳润肺、降气平喘、止痛化痰的功效，可辅助治疗咳嗽痰多、肺实喘满、小儿疳积、咯血、胃脘疼痛等病症。取白前、重阳木根各 25 克，水煎服，可缓解胃脘痛、虚热痛。将 25 克白前、15 克香附、5 克青皮，水煎服，可改善跌打胁痛。

◯ 习性：喜温暖湿润气候，忌干燥，适宜土层深厚肥沃的腐殖土壤栽培。

◯ 分布：湖北、安徽、浙江、江西、福建、湖北、湖南、广东、广西、四川、贵州、云南等地。

◯ 宜忌：尤适宜咯血、癥症、肺实喘满、咳嗽多痰、胃脘疼痛患者。咳喘属气虚不归元者忌服。

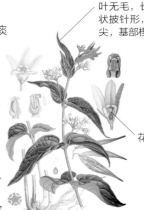

叶无毛，长圆形或长圆状披针形，顶端钝或急尖，基部楔形或圆形

花冠黄色，辐状

根茎呈管状，表面浅黄色至黄棕色，有细纵皱纹

药用部位：根　　**小贴士：以呈毛须状、盘结成团、表面棕色或紫棕色、有细纵皱者为佳**

別名：地精、赤敛、陈知白、红内消　　性味：味甘，性微温　　归经：入肝、肾经

何首乌

　　何首乌具有补肝益肾、补血安神、强筋健骨的功效，水煎内服可辅助治疗血虚眩晕、体倦乏力、失眠多梦、须发早白、肢体麻木、关节疼痛、腰膝酸软、遗精、崩漏、带下、久痢等病症，还可以缓解肝肾亏虚、高脂血症、慢性肝炎等疾病带来的困扰。

◯ 习性：喜阳，耐半阴，喜湿，畏涝，要求排水良好的土壤。

◯ 分布：陕西南部、甘肃南部、华东、华中、华南、四川、云南及贵州等地。

◯ 宜忌：有肝病史者，须在医生指导下服用该药物，大便溏泄及有湿痰者慎服。

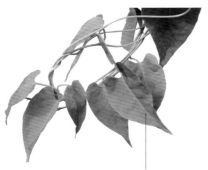

叶卵形或长卵形，顶端渐尖，基部心形或近心形，两面粗糙，边缘全缘

块根肥厚，长椭圆形，黑褐色

药用部位：根、花朵　　**小贴士：花可凉拌，也可与其他菜品搭配炒食，根可以做成何首乌炒猪肝**

莲藕

　　莲藕具有清热凉血、止血生津、健脾养胃、固气生肌、强筋健骨、除湿理气的功效，可辅助治疗热病烦渴、吐血、尿血、便血、子宫出血、热淋等病症。莲藕生食可以凉血散淤，熟食则能补心益肾，补五脏之虚，还可利尿通便，排出体内毒素。

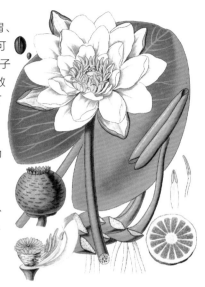

◎ 习性：对土质要求不严，喜高温多湿、日照充足又没有强风的地方，繁育适温为20~30℃。

◎ 分布：全国各地。

◎ 宜忌：一般人群均可食用，尤适宜肝病、便秘、糖尿病、淤血、吐血、衄血、尿血、便血患者。

果实呈卵形至半球形，在水中成熟，不整齐开裂

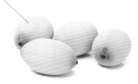

花色有红、粉红、蓝、紫、白等。花瓣有单瓣、多瓣、重瓣

地下茎肥大有节，中间有管状小孔，折断后有丝相连

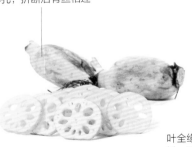

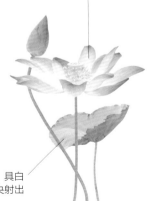

叶全缘，上面光滑，具白粉，下面叶脉从中央射出

药用部位：根、种子　|　小贴士：莲藕甜而脆，可以生吃，也可以做成各种美味的菜品

芍药

叶端长而尖，全缘微波，叶缘密生白色骨质细齿

芍药具有调经活血、散淤止痛、平抑肝阳、养血敛阴的功效，其根入药可调节月经不调、痰多、腹痛、关节痛、胸闷肋痛等症状，还可以辅助治疗肝阴不足、肝阳上亢所致的头晕目眩、耳鸣、烦躁、肝郁脾虚、大便泄泻、血虚、阴虚血热、盗汗以及表虚自汗等病症。

◉ 习性：喜温耐寒，随着气候节律的变化产生阶段性发育变化。

◉ 分布：全国各地。

◉ 宜忌：一般人群皆可食用，尤适宜头痛、眩晕、耳鸣、肝郁脾虚、大便泄泻、痛必腹泻患者。

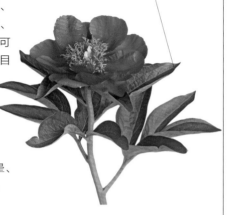

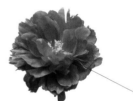

花一般独开在茎的顶端或近顶端叶腋处，原种花白色

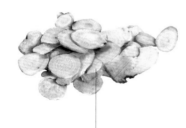

呈纺锤形或长柱形，外表浅黄褐色或灰紫色，内部白色，富有营养

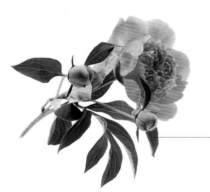

叶长 20~24 厘米，小叶有椭圆形、狭卵形、被针形等

药用部位：根　小贴士：芍药的根经炮制后叫作白芍，可以在药膳中使用

牡丹

　　牡丹具有清热解毒、凉血活血、消肿散瘀、消炎抗菌、滋阴润肺、益气养颜的功效，其入药可辅助治疗吐血、衄血、痛经闭经、温毒发斑、热入营血、无汗骨蒸、痈肿疮毒、跌打伤痛等，还可改善月经失调、虚汗盗汗病症。长期服用还可养血和肝、滋润容颜、益身延寿。

🔴习性：喜凉恶热，宜燥惧湿，要求疏松、肥沃、排水良好的中性土壤或沙质土壤。

🔴分布：全国大部分地区均有种植。

🔴宜忌：血虚有寒、孕妇及月经过多者慎服。

二回三出复叶，小叶宽卵形，表面绿色，无毛，背面淡绿色，有时具白粉

茎高达 2 米，分枝短而粗

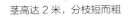

花单生枝顶，玫瑰色、红紫色、粉红色至白色

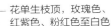

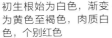

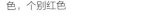

初生根始为白色，渐变为黄色至褐色，肉质白色，个别红色

药用部位：根皮　小贴士：秋季采挖根部，除去细根，剥取根皮，晒干

別名：靛青根、蓝靛根、大青根、菘蓝，大蓝
性味：味苦，性寒　　归经：入心经、胃经

板蓝根

　　板蓝根具有清热祛火、退热凉血、消肿利咽的功效，可辅助治疗高热头痛、咽肿烂喉、丹毒喉痹、痈疮肿毒、水痘麻疹、流行性感冒、肝炎、流脑、乙脑、肺炎、疮疹等病症，还可用于防治骨髓炎、流行性腮腺炎、急慢性肝炎、流行性乙型脑炎。

◎ 习性：喜光照、怕积水、喜肥，对自然环境和土壤要求不严，耐严寒。

◎ 分布：全国各地。

◎ 宜忌：体虚而无实火热毒者忌服。

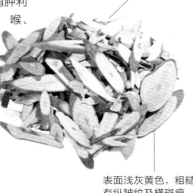

断面不平坦，略显纤维状

表面浅灰黄色，粗糙，有纵皱纹及横斑痕，并有支根痕

药用部位：根　　小贴士：秋季挖根或初冬采挖，以条长、粗细均匀者为佳

別名：山葵菜、哇沙蜜、泽山葵、溪山葵　　性味：味辛，性寒　　归经：入胃、胆、膀胱经

山葵

　　山葵具有排毒、止痛、调经、开胃的功效，可辅助治疗痛经、月经不调、食欲不振、风湿疼痛、气喘、蛀牙等病症。同时，它能软化和保护血管，降低人体血脂和胆固醇，清理体内毒素，增加免疫细胞活性，提高人体免疫力。

◎ 习性：喜阴湿的环境。

◎ 分布：阿里山地区广泛种植。

◎ 宜忌：一般人群皆可食用，尤适宜风湿性疾病、咳嗽气喘、蛀牙患者。孕妇慎食。

茎细长节状，有叶柄脱落痕迹，具有特殊香气及辣味

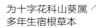

为十字花科山葵属多年生宿根草本

药用部位：根茎　　小贴士：嫩叶可以焯熟后凉拌，其根茎磨碎后可以加工成芥末

别名： 宝塔菜、地蚕、草石蚕、土人参
性味： 味甘，性平　　**归经：** 入肺经

甘露子

甘露子具有止咳润肺、活血化淤、祛风利湿、补中益气的功效，其水煎内服可辅助治疗风热感冒、咳嗽、肺痨、肺结核等病症，还可以捣烂外敷治虫蛇咬伤、疮毒肿痛。另外，它对治疗头晕体虚、小儿疳积、神经衰弱等症也有一定的作用。

○ **习性：** 喜生温湿地或近水处，不耐高温、干旱，遇霜枯死。

○ **分布：** 全国各地。

○ **宜忌：** 脾胃虚弱、腹泻腹痛者不可服用。

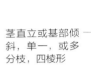

花唇形，花冠粉红或紫红色，轮伞花序

茎直立或基部倾斜，单一，或多分枝，四棱形

叶卵圆形或长椭圆状卵圆形，先端微锐尖或渐尖，基部平截至浅心形

有念珠状或螺蛳形的肥大块茎

药用部位：块茎　**小贴士：** 块茎可制蜜饯、酱渍、腌渍品。以凉拌为主，还可制成咸菜、罐头

别名： 鲜地黄、干地黄、熟地黄　　**性味：** 味甘、苦，性寒　　**归经：** 入心、肝、肾经

地黄

地黄具有滋阴补肾、清热凉血、强心利尿、消炎止血的功效，作为中药材，其可辅助治疗肾阴亏损、头晕目眩、耳鸣气虚、腰膝酸软、盗汗遗精、骨蒸潮热等症状。取等份的生地黄、生荷叶、生艾叶、生柏叶，混合研末，制成鸡蛋大小的丸子，水煎服，每次一丸，可缓解吐血。

○ **习性：** 喜温暖气候，较耐寒，以阳光充足、土层深厚、疏松、肥沃中性土壤或微碱性的沙质土壤栽培为宜。

○ **分布：** 辽宁、河北、河南、山东、山西、陕西、甘肃、内蒙古、江苏、湖北等地。

○ **宜忌：** 脾胃虚弱、气滞痰多、便溏者忌服。

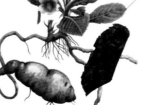

花梗细弱，弯曲而后上升，在茎顶部略排列成总状花序

叶片卵形至长椭圆形，上面绿色，下面略带紫色或呈紫红色

根茎肉质，鲜时黄色

药用部位：根、茎叶　**小贴士：** 可以用来煮汤，也可榨取汁液后和面做成面食

别名：牛菜、大力子、恶实、牛蒡子、蝙蝠刺
性味：味苦、辛，性凉　　**归经：**入肺、胃经

牛蒡

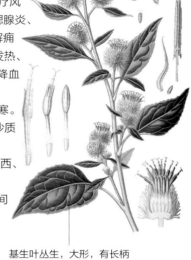

牛蒡具有清热解毒、消肿止痛、消炎止痒、降压降脂的功效，其水煎内服可辅助治疗风热感冒、咳嗽、烦闷、失眠、咽喉肿痛、腮腺炎、荨麻疹等病症，捣烂外敷于患处，可缓解痈肿疮毒、皮肤风痒。其果实可用来治小儿发热、便秘。同时，牛蒡对降血糖、降血压、降血脂也有作用，能增强人体免疫力。

◎ 习性：喜温暖气候条件，既耐热又较耐寒。适于土层深厚、排水良好、疏松肥沃的沙质土壤栽培。

◎ 分布：台湾、吉林、辽宁、黑龙江、山西、浙江、重庆、四川等地。

◎ 宜忌：脾虚便溏者忌服，女性月经期间不宜服用。牛蒡性凉，孕妇慎服。

基生叶丛生，大形，有长柄

头状花序，排成伞房状，花淡红色，全为管状
茎直立，带紫色，上部多分枝
茎生叶广卵形或心形，边缘微波状或有细齿，基部心形，下面密被白短柔毛

瘦果椭圆形，有棱，灰褐色，冠毛短刚毛状

药用部位：根、茎叶、种子 | **小贴士：**10月间采挖2年以上的根，洗净晒干。置于通风干燥处

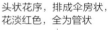

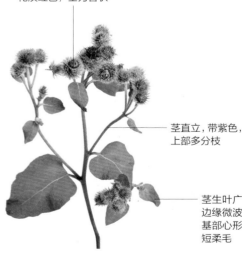

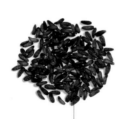

别名：五星草、洋姜、番羌、菊姜、鬼子姜
性味：味甘、微苦，性凉　　归经：入肺、胃经

菊芋

　　菊芋具有清热凉血、消肿止血、益胃和中、利水、降血糖的功效，其水煎内服对治疗热病、肠热出血、尿糖等病症有特殊作用，还可将其根茎捣烂外敷，治腮腺炎、无名肿毒、骨折肿痛、跌打损伤。食用菊芋还可缓解低血糖。

◎习性：喜疏松、肥沃的沙质土壤，以地势平坦、排灌良好、耕层深厚土壤为佳。

◎ 分布：全国各地。

◎ 宜忌：一般人群皆可食用，尤适宜热病、肠热出血、跌打损伤、骨折肿痛患者。

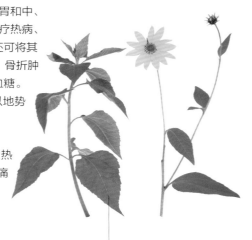

基部叶对生，上部叶互生，叶片卵形至卵状椭圆形

有块状的地下茎和纤维状根

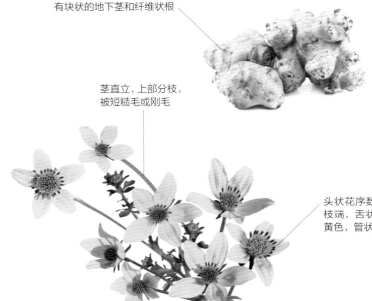

茎直立，上部分枝，被短糙毛或刚毛

头状花序数个，生于枝端，舌状花中性，黄色，管状花两性

药用部位：块茎　　小贴士：可煮食、熬粥、腌制咸菜、晒制菊芋干或制取淀粉原料

別名：白姜、川姜
性味：味辛，性温　　归经：入肺、脾经

生姜

　　生姜具有发散风寒、化痰止咳、温中止呕、解毒的功效，配以食材制成药膳食用可辅助治疗脾胃虚寒、食欲减退、恶心呕吐或痰饮呕吐、胃气不和的呕吐；直接煎剂内服可预防并治疗风寒或寒痰咳嗽、感冒风寒发热、鼻塞头痛。夏季用其切片放沐浴水中洗澡还可防治痱子。

◎ 习性：喜阴湿而温暖的环境，适宜生长在低温的沙土里，抗旱力不强，如长期干旱则茎叶枯萎，姜块不能膨大，但也不耐涝。

◎ 分布：主要分布于我国中部、东南部至西南部。主产山东安丘、昌邑、莱芜、平度大泽山等地。

◎ 宜忌：高血压患者、痔疮患者忌用。一般人群也不宜久服，容易积热，损阴伤目。午后和晚餐都不宜过量食用。

穗状花序卵形至椭圆形

叶片线状披针形至披针形，长 15~25 厘米，宽 2~3 厘米，暗绿色；基部略狭，先端渐尖，全缘，无毛

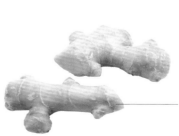

根呈不规则块状，略扁，具指状分枝，表面黄褐色或灰棕色，有环节，分枝顶端有茎痕或芽，气香，味辛辣

药用部位：根状茎　小贴士：可用啤酒的酒瓶盖周围的齿来削姜皮，既快又方便

别名：腰菱、水栗、菱实、水菱、风菱、乌菱
性味：味甘，性平　　归经：入肠、胃经

菱角

　　菱角具有健脾益气、通乳利尿、消渴解酒的功效，可辅助治疗脾虚体弱、乳汁不下、小便不利、酒精中毒等病症，还能在一定程度上治疗小儿头疮、头面黄水疮等皮肤病。经常食用菱角可预防胃癌、食管癌、子宫癌等。取菱角、诃子、薏米、紫藤瘤各 10 克，水煎服，一天 2 次，可预防食管癌、胃癌。

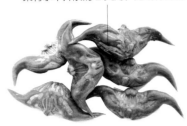

果有水平开展的 2 尖角，无或有倒刺

◎习性：一般生长于温带气候的湖泊和湿泥地中，气候不宜过冷。

◎分布：长江中上游、陕西南部，及安徽、江苏、湖北、湖南、江西、浙江、福建、广东、台湾等地。

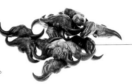

果表幼皮紫红色，老熟时紫黑色

◎宜忌：鲜果生吃过多易损伤脾胃，宜煮熟吃。

药用部位：根茎　｜　**小贴士：菱秧洗净切碎剁成泥，辅以肉馅制成包子。菱实幼嫩时可生食**

别名：马蹄、芍、凫茈、乌芋　　性味：味甘，性寒　　归经：入肺、胃经

荸荠

　　荸荠具有清热安神、利尿除湿、化痰益气、消食开胃、润肺止咳的功效，球茎可辅助治疗热病烦渴、湿热黄疸、小便不利、肺热咳嗽、呃逆食积、痔疮出血、高血压等病症，其地上全草则可辅助治疗呃逆、体内痹热等。

◎习性：喜温湿，怕冻，适宜生长在耕层松软、底土坚实的土壤中。

◎分布：广西、江苏、安徽、浙江、广东、湖南、湖北、江西等低洼地区。河北部分地区也有分布。

◎宜忌：荸荠性寒，属于生冷食物，不适宜小儿消化力弱者，此外脾胃虚寒、大便溏泄和有血淤者不宜食用。

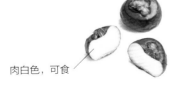

地下匍匐茎膨大呈球形

肉白色，可食

药用部位：根　｜　**小贴士：荸荠外皮和内部有可能附着寄生虫，一定要洗净煮透后方可食用**

马兜铃

叶互生，叶片卵状三角形、长圆状卵形或戟形

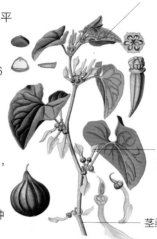

马兜铃具有清热解毒、止咳润肺、化痰平喘、清肠消痔、消炎抗菌、镇痛消胀的功效，可辅助治疗肺热咳喘、痰多带血、痔疮肿痛、肠热痔血等病症。取 50 克马兜铃，加 256 克甘草、坏生地、白术各 100 克，水煎服，分 5 次服用，可改善血痔瘘疮。取大的马兜铃一个，将其放火上烧至外部焦黑，内部焦黄，然后研末，温酒送服，可改善心痛顽疾。

◎ 习性：喜光，稍耐阴，喜沙质黄壤，耐寒，适应性强。

◎ 分布：黄河以南至长江流域。

◎ 宜忌：尤适宜肺热喘咳、肠热痔血、痔疮肿痛患者。虚寒咳喘、脾弱便泄者慎服。

花单生或 2 朵聚生于叶腋

茎柔弱，无毛

种子扁平，钝三角形，边缘具白色膜质宽翅

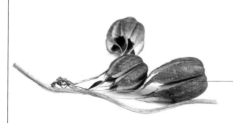

蒴果近球形，顶端圆形而微凹，具 6 棱，成熟时由基部向上沿室间 6 瓣开裂

药用部位：果实、根　　**小贴士：以个大、黄绿色、不破裂者为佳**

别名： 麦门冬、沿阶草、书带草
性味： 味甘、微苦，性寒　　**归经：** 入心、肺、胃经

麦冬

　　麦冬具有清肺止咳、养阴生津、清心安神、益气止血、润肠通便的功效，可辅助治疗肺燥肺痿、虚劳咳嗽、热病津伤、内热消渴、心烦失眠、咯血吐血、阴虚肠燥、大便燥结等病症。

◎习性： 喜温暖和湿润气候，稍耐寒，宜土质疏松、肥沃、排水良好的土壤和沙质土壤。

◎ 分布： 江西、安徽、浙江、福建、四川、贵州、云南、广西等地。

◎ 宜忌： 凡脾胃虚寒泄泻、胃有痰饮湿浊及暴感风寒咳嗽者均忌服。

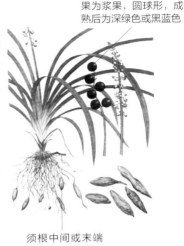

果为浆果，圆球形，成熟后为深绿色或黑蓝色

须根中间或末端常膨大呈纺锤状

药用部位：块根 ┃ **小贴士：** 块根可以与肉类一起烧食，也可以做成汤、粥、饮料等

别名： 甘葛、野葛　　**性味：** 味甘，性凉　　**归经：** 入心、肝经

葛

　　葛具有清凉降温、清热解毒、止痒镇痛、祛火散热、护肤养颜的功效，水煎内服可辅助治疗风火牙痛、口腔溃疡、咽喉肿痛、高热头痛、肠风下血、热痢泄泻、前列腺炎、痔疮等病症，还可以捣烂外敷，改善疱疹、皮肤瘙痒等症状。

◎习性： 对气候的要求不严，适应性较强，以土层深厚、疏松、富含腐殖质的沙质土壤为佳。

◎ 分布： 辽宁、河北、河南、山东、安徽、江苏、浙江、福建、台湾、广东、广西等地。

◎ 宜忌： 尤适宜风火牙疼、口腔溃疡、咽喉肿痛、热咳、高热、头痛患者。

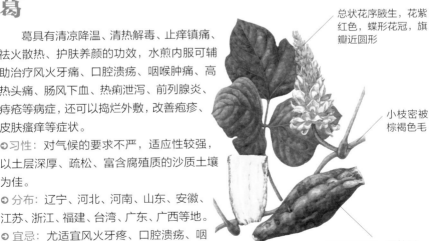

总状花序腋生，花紫红色，蝶形花冠，旗瓣近圆形

小枝密被棕褐色毛

有地下块根，圆柱形

药用部位：根 ┃ **小贴士：** 葛根除去杂质，洗净，润透，切厚片，晒干

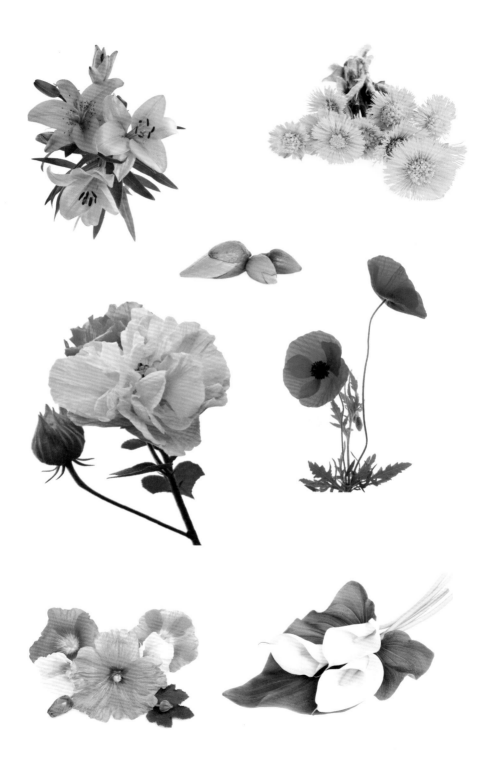

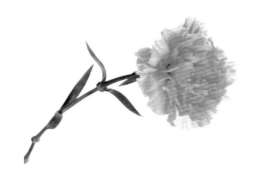

第三章
花类

花朵是被子植物的繁殖器官。
在一个有限生长的短轴上，
着生花萼、花瓣和产生生殖细胞的雄蕊与雌蕊，
其作用是结合雄性精细胞与雌性卵细胞以产生种子。
花类的有毒物种有滴水观音、水仙、夹竹桃、马蹄莲等，
药用时需谨慎。

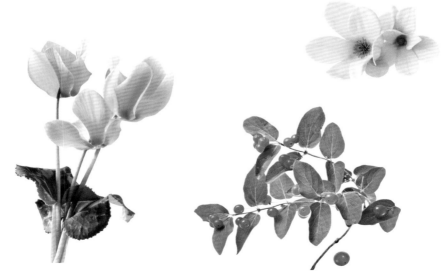

別名：香石竹、狮头石竹、麝香石竹、大花石竹、麝香石竹、荷兰石竹
性味：味甘，性平　　归经：入肺、心、胃经

康乃馨

　　康乃馨具有清心祛燥、安神止渴、生津润喉、美容养颜、健胃消食、祛斑抗皱、消肿明目的功效。其入药可辅助治疗虚劳、咳嗽、头晕、牙痛、燥渴、气虚、面无光泽等病症。它本身含人体所需的多种微量元素，能促进血液循环和新陈代谢，达到排毒养颜、调节内分泌、增强机体免疫力的目的。

◎ 习性：喜阴凉干燥、阳光充足与通风良好的生态环境，耐寒性好，耐热性较差，宜栽植于富含腐殖质、排水良好的石灰质土壤。

◎ 分布：福建、湖北等地。

◎ 宜忌：一般人群皆可食用，尤适宜牙痛、头痛、面部暗黄、虚劳咳嗽患者。

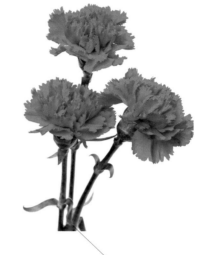

茎丛生，质坚硬，灰绿色，节膨大，高度约 50 厘米

花大，具芳香，萼下有菱状卵形小苞片 4 枚，先端短尖

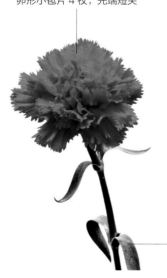

花瓣不规则，边缘有齿，单瓣或重瓣，有红色、粉色、黄色、白色等

叶厚线形，对生。茎叶与中国石竹相似而较粗壮，被有白粉

药用部位：花朵　｜　小贴士：花朵晒干后可泡茶饮，与勿忘我、紫罗兰、玫瑰一同泡饮效果更佳

別名：南芫花、芫花条、药鱼草、莞花、头痛花、闷头花、老鼠花
性味：味苦、辛，性寒　　归经：入肺、脾、肾经

芫花

　　芫花具有消肿化痰、止咳平喘、解毒止痛、活血散淤的功效，其水煎内服可辅助治疗水肿胀满、气逆咳喘、痰多咳嗽、风湿痛、牙痛、急性乳腺炎、痈疖肿毒、淋巴结核等病症，还可以捣烂外敷患处，治冻疮、疥癣、跌打损伤。醋炒芫花，搭配雄黄，研末内服，可治虫积腹痛；将芫花研末，加猪油拌和，外涂则可改善头癣。

○ 习性：生于山坡路边或疏林中。

○ 分布：河北、山西、陕西、甘肃、山东、江苏、安徽、浙江、江西、福建、台湾、河南、湖北、湖南、四川、贵州等地。

○ 宜忌：体质虚弱、津液亏损、脾肾阳虚者忌服。

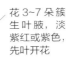

叶对生，卵形、卵状披针形或椭圆形

花 3~7 朵簇生叶腋，淡紫红或紫色，先叶开花

多分枝，幼枝纤细，密被淡黄色丝状毛

药用部位：花朵、根皮　**小贴士：以花淡紫色或灰紫色、无杂质者为佳**

別名：吐丝子、菟丝实、无娘藤、无根藤　　性味：味辛、甘，性平　　归经：入肝、肾、脾经

菟丝子

　　菟丝子具有补肾壮阳、养肝明目、安胎止泻的功效，水煎内服可辅助治疗阳痿遗精、遗尿失禁、头晕耳鸣、胎动不安、食少泄泻等病症，还可以捣烂外敷治白癜风。菟丝子搭配鹿茸、附子、枸杞、巴戟天等，可温补肾阳；还可以与熟地、车前子、枸杞配伍，能养肝明目。

○ 习性：生于田边、路边荒地、灌木丛中、山坡的向阳处，多寄生在豆科、菊科、蓼科等植物上。

○ 分布：广西、广东、海南、福建、云南、贵州、四川、内蒙古、湖南、台湾等地。

○ 宜忌：阴虚火旺、阳强不痿及大便燥结者禁服。

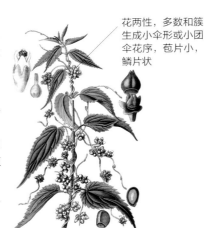

花两性，多数和簇生成小伞形或小团伞花序，苞片小，鳞片状

茎缠绕，黄色，纤细，多分枝，随处生出寄生根，伸入寄主体内

药用部位：花朵、种子　**小贴士：除去杂质，洗净，晒干。置通风干燥处**

別名：寒金莲、旱金莲、旱地莲、金芙蓉、金梅草、旱荷、陆地莲
性味：味苦，性寒　　归经：入肝、胆经

金莲花

　　金莲花具有清热败火、滋阴润肠、消炎杀菌的功效，其入药可辅助治疗扁桃体炎、急性中耳炎、急性鼓膜炎、急性结膜炎、急性淋巴管炎等病症。取金莲花加适量的白糖、枸杞、甘草、玉竹等泡水代茶，长期饮用，可预防和治疗喉炎、慢性咽炎、扁桃体炎等，尤其对从事播音、声乐、教育和通信等语音职业者有特殊的保健治疗作用。

⊙ 习性：喜温暖湿润、阳光充足的环境和排水良好而肥沃的土壤。

⊙ 分布：全国各地。

⊙ 宜忌：孕妇忌服。

花单生，黄色，椭圆状倒卵形或倒卵形，花瓣多个，与萼片近似等长，狭条形，顶端渐狭

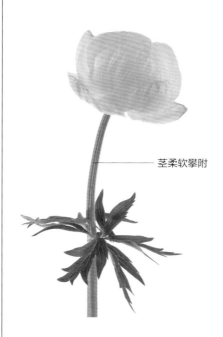

茎柔软攀附

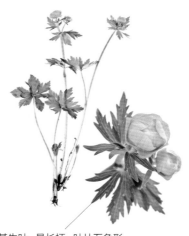

基生叶，具长柄，叶片五角形，边缘深裂，叶柄细长

药用部位：花朵 ｜ 小贴士：金莲花冲泡后不仅茶水清澈明亮，还有淡淡的香味

别名：风花、复活节花
性味：味辛、苦，性寒　　归经：入肺、脾经

银莲花

　　银莲花具有清热解毒、消炎镇痛、杀菌抗癌的功效。它作为传统中药材，可辅助治疗血痢、热毒、阴痒、带下等病症，有一定的抗肿瘤、预防癌症的作用，对乙型链球菌、绿脓杆菌、伤寒杆菌、痢疾杆菌、金黄色葡萄球菌等均呈现不同程度的抑制作用。

◉ 习性：性喜凉爽、潮润、阳光充足的环境，较耐寒，忌高温多湿。喜湿润、排水良好的肥沃壤土。

◉ 分布：多见于东北地区以及河北、山西北部、北京等华北北部地区。

◉ 宜忌：一般人群皆可食用，尤适宜热毒血痢、痢疾患者。银莲花性寒，孕妇忌食。

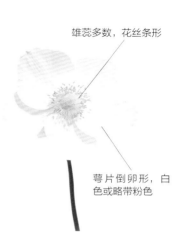

雄蕊多数，花丝条形

萼片倒卵形，白色或略带粉色

药用部位：花朵　小贴士：花朵晒干后可泡茶饮，也可在沸水中焯熟后炒食或制作糕点

别名：红蓝花、刺红花　　性味：性温，味辛　　归经：入心、肝经

红花

　　红花有活血调经、疏肝通络、利水消肿、散瘀止痛的功效，可用于辅助治疗妇科病，如闭经、痛经、恶露不行、瘀滞腹痛等症，比较适用于血瘀体质的患者。也常用于急慢性的肌肉劳损、砸伤、扭伤导致的肿胀及褥疮、冠心病及心绞痛等症的治疗，效果也非常不错。

◉习性：喜温暖干燥气候，耐寒耐旱，较耐贫瘠，忌水涝。宜排水良好、中等肥沃的砂质土壤。

◉ 分布：河南、湖南、四川、新疆、西藏等。

◉ 宜忌：孕妇忌服。溃疡患者、月经过多及有出血倾向的人慎用。

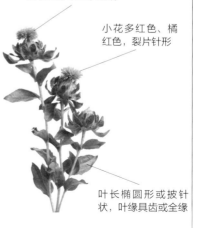

头状花序单生于茎端

小花多红色、橘红色，裂片针形

叶长椭圆形或披针状，叶缘具齿或全缘

药用部位：花朵　小贴士：红花的种子榨出的油可直接食用，有极佳的保健效果

木槿

　　木槿具有清热解毒、利水消肿、凉血止痛的功效，其入药可辅助治疗痢疾、白带异常、痔疮、疮疖、烫伤等病症。其根多用于缓解咳嗽、疥癣、肺痈、肠痈等症状；其根皮和茎皮能清热利湿、杀虫止痒，主要改善痢疾、湿疹病症；其果"朝天子"可清肺化痰，多用于咳嗽、痰多、气喘、神经性头痛。

◑ 习性：喜光而稍耐阴，喜温暖、湿润气候，较耐寒。

◑ 分布：华东、中南、西南及河北、陕西、台湾等地。

◑宜忌：尤适宜痢疾、痔疮出血、白带异常、疮疖痈肿、烫伤患者。

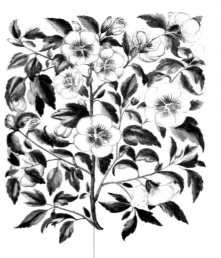

茎直立，多分枝，稍披散，树皮灰棕色

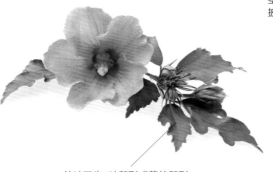

花瓣倒卵形，外面疏被纤毛和星状长柔毛

单叶互生，叶卵形或菱状卵形，有明显的三条主脉

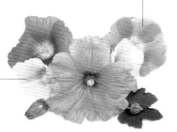

花单生于枝梢叶腋，花色有浅蓝紫色、粉红色或白色

药用部位：花朵　｜　小贴士：花朵晒干后可泡茶饮，也可炒食、与肉类一起炖汤

别名：攀枝花、红棉树、加薄棉、英雄树
性味：味甘、淡，性凉　　归经：入肝、肺经

木棉

　　木棉具有清热利湿、消肿止痛、祛风解暑的功效，其根水煎内服可辅助治疗肠炎、痢疾、颈淋巴结结核、风湿痹痛，其树皮捣烂外敷能活血消肿，可改善跌打损伤。取 30 克木棉树皮，加 90 克猪赤肉，煲汤内服，改善便后下血；取 30 克木棉根或树皮，加 6 克刺刁，用水煎服，可缓解胃痛。

◎ 习性：喜温暖干燥和阳光充足的环境，不耐寒，稍耐湿，忌积水。

◎ 分布：云南、四川、贵州、广西、江西、广东、福建、台湾等地。

◎ 宜忌：一般人群皆可食用，尤适宜肠炎、痢疾患者。

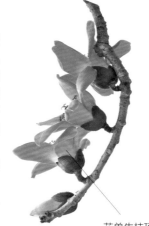

花单生枝顶叶腋，通常红色，有时橙红色

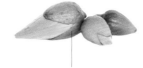

花萼杯状，长 2~3 厘米

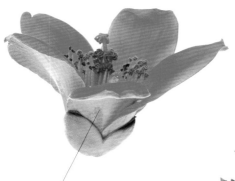

花瓣肉质，倒卵状长卵形，长 8~10 厘米，宽 3~4 厘米

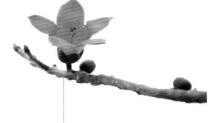

分枝平展，颜色为灰色

药用部位：花朵 ｜ 小贴士：木材轻软，可用作蒸笼、箱板、火柴梗、造纸等用

別名：一丈红、熟季花、戎葵、吴葵、卫足葵、胡葵

性味：味甘，性寒　　归经：入脾经

蜀葵

　　蜀葵具有清热解毒、排脓利尿、消炎镇痛的功效，其入药可辅助治疗痢疾、肠炎、宫颈炎、尿道感染、小便赤痛。其花有通便、解毒的作用，可解河豚毒；其种子有利尿、通淋的作用，有助于治疗水肿、尿路结石。外用时，取其花和叶捣碎外敷于痈肿疮疡、烧烫伤处。

⊙ 习性：耐寒，喜阳光，耐半阴，忌涝，耐盐碱能力强。

⊙ 分布：华东、华中、华北、华南地区。

⊙ 宜忌：脾胃虚寒者及孕妇忌服。

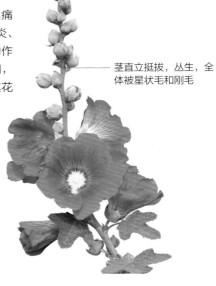

茎直立挺拔，丛生，全体被星状毛和刚毛

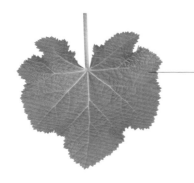

基生叶片较大，叶片近圆心形或长圆形

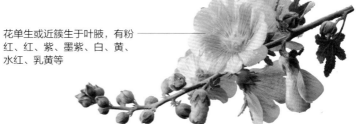

花单生或近簇生于叶腋，有粉红、红、紫、墨紫、白、黄、水红、乳黄等

药用部位：茎叶、花朵　小贴士：春季采嫩叶，在开水中焯过后，可炒食。花可作食品着色剂

别名：山丹、山丹花、山丹丹花、山丹子、细叶百合
性味：味微苦，性平　　归经：入肝经

山丹百合

山丹百合具有清新滋养、滋阴润肺、安神定气、止咳平喘的功效，其入药可辅助治疗阴虚体弱、失眠多梦、心悸烦闷、神志恍惚、咳嗽不止、痰中带血等病症。它的鳞茎富含淀粉、蛋白质、无机盐和各种维生素，对人体有益。

○ 习性：耐寒，喜阳光充足，喜微酸性土，忌硬黏土。

○ 分布：黑龙江、吉林、辽宁、河北、河南、山东、山西、内蒙古、陕西、宁夏、甘肃、青海等地。

○ 宜忌：尤适宜虚烦惊悸、失眠多梦、阴虚久咳、痰中带血、精神恍惚患者。

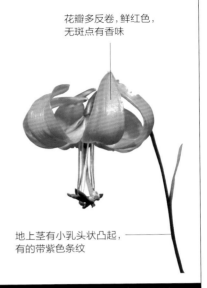

花瓣多反卷，鲜红色，无斑点有香味

地上茎有小乳头状凸起，有的带紫色条纹

药用部位：鳞茎、花朵 ｜ **小贴士：可作为蔬菜食用，也可搭配其他食材煮食、炒食或腌渍**

别名：其米（藏名）　　性味：味苦，性寒　　归经：入肺、肝经

路旁菊

路旁菊具有解毒、消炎、明目安神、润肺止咳的功效，可辅助治疗感冒、咳嗽、咽痛、目赤、虫蛇咬伤等病症。将其花瓣阴干，收入枕中，可缓解头晕、失眠症状，降低高血压。用它泡茶常饮，则能祛风消暑、润喉生津、明目安神。

○ 习性：耐干旱，怕积水，喜疏松、肥沃、含腐殖质多的沙质土壤。生于海拔1900~3900米的空旷山坡、田野、路旁。

○ 分布：西藏、云南、四川、青海、甘肃等地。

○ 宜忌：一般人群皆可食用，尤适宜感冒咳嗽、咽痛、蛇咬伤患者。路旁菊性寒，孕妇慎服。

头状花序单生于枝端，舌片浅紫色或蓝色，管状花黄色

叶狭长或匙形，下部叶常有圆齿，上部叶常全缘，先端钝或圆形

茎直立，单生，从上部或下部起有分枝，被腺及长密毛

药用部位：花朵 ｜ **小贴士：7~8月采收，晒干后，置于通风干燥处，防霉、防虫蛀**

别名：寿客、金英、黄华、秋菊、陶菊
性味：味辛、苦，性寒　　归经：入肺、肝经

菊花

　　菊花具有清热解毒、清肝明目、提神醒脑的功效，水煎内服可辅助治疗头晕目眩、风热感冒、烦热焦躁、咳嗽、目赤肿痛，也可捣烂外敷治疗疮肿毒。用它制成菊花茶，常饮可提神醒脑、舒缓神经，还能降血压、抗病毒、抗衰老，预防高脂血症，对冠心病的治疗也有益处。

◐ 习性：喜凉爽，较耐寒，最忌积涝，喜地势高、土层深厚、富含腐殖质、疏松肥沃、排水良好的土壤。

◐ 分布：全国各地均有栽培。

◐ 宜忌：尤适宜头痛眩晕、目赤肿痛、风热感冒、咳嗽、心胸烦热患者。菊花性寒凉，气虚胃寒、食少泄泻者慎服。

花朵颜色有红、黄、白、墨、紫、绿、橙、粉、棕、雪青、淡绿等

茎直立，分枝或不分枝，被柔毛

叶卵形至披针形，羽状浅裂或半裂，有短柄，叶下面被白色短柔毛

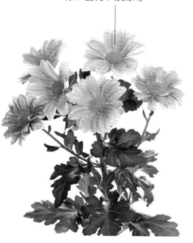

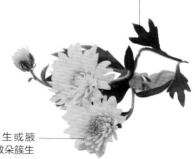

头状花序顶生或腋生，一朵或数朵簇生

药用部位：全草　　小贴士：颜色太鲜艳、太漂亮的菊花不能选，可能是硫黄熏过的

別名：野黄菊花、苦薏、山菊花、甘菊花
性味：味苦、辛，性微寒　　归经：入肺、肝经

野菊花

野菊花具有清热解毒、消炎止痛、疏风降压的功效，水煎内服可辅助治疗风热感冒、咽喉肿痛、目赤疼痛、丹毒、痈疽、高血压等病症，还可捣碎绞汁敷于患处，改善皮炎、湿疹、疔疮病症。取6克干的野菊花，用沸水泡20分钟，代茶饮，能预防感冒、百日咳、脑炎。

◐ 习性：喜凉爽湿润气候，耐寒，以土层深厚、疏松肥沃、富含腐殖质的土壤栽培为宜。

◐ 分布：吉林、辽宁、河北、河南、山西、陕西、甘肃、青海等地。

◐ 宜忌：野菊花性微寒，常人长期服用或用量过大，可伤脾胃阳气。脾胃虚寒者及孕妇忌用。

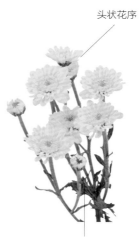

头状花序

叶互生，卵状三角形或卵状椭圆形，羽状分裂，裂片边缘有锯齿，两面有毛

药用部位：花朵　　**小贴士：以色黄无梗、完整、气香、花未全开者为佳**

別名：芙蓉花、拒霜花、木莲　　性味：味微辛，性凉　　归经：入肺、肝经

木芙蓉

木芙蓉具有清热解毒、消肿排脓、凉血止血的功效，主治肺热咳嗽、月经过多、白带异常，外用治痈肿疮疖、乳腺炎、淋巴结炎、腮腺炎、烧烫伤、毒蛇咬伤、跌打损伤。对于一切疮痈肿毒、乳痈等症，初起者外用，能消肿止痛；已成者内服，有排脓的功效。单用鲜花50~100克，水煎，加冰糖25克冲服，可治肺痈，也可配合鱼腥草同用。

◐ 习性：喜温暖、湿润环境，不耐寒，忌干旱，耐水湿。

◐ 分布：全国各地。

◐ 宜忌：尤适宜热咳嗽、月经过多、白带异常患者。

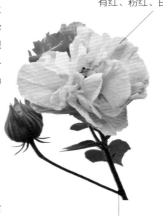

花朵大，单生于枝端叶腋，有红、粉红、白等色

枝干密生星状毛，叶互生，阔卵圆形或圆卵形

药用部位：花朵　　**小贴士：花蕾晒干后可泡茶饮，也可与其他花茶一起泡茶饮用**

别名：缅栀子、蛋黄花、印度素馨、大季花
性味：味甘、淡，性凉　　归经：入大肠经、胃经

鸡蛋花

花数朵聚生于枝顶，花冠筒状

　　鸡蛋花具有清热解毒、清肺润肺、祛湿祛痰、利肠止痢、预防中暑的功效，其入药可辅助治疗发热感冒、咳嗽不止、尿路结石、黄疸、痢疾、中暑等病症。取 20~40 克鸡蛋花干品，水煎内服，可改善痢疾和腹泻病症。

◐ 习性：喜高温高湿、阳光充足、排水良好的环境。

◐ 分布：广东、广西、云南、福建等省区有栽培，长江流域及其以北地区需要在温室内栽培。

◐ 宜忌：尤适宜感冒发热、肺热咳嗽、湿热黄疸、泄泻痢疾、尿路结石、中暑、腹痛患者。

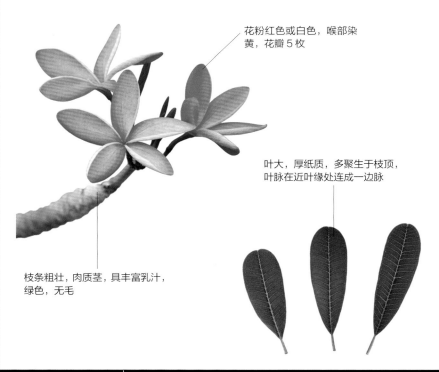

花粉红色或白色，喉部染黄，花瓣 5 枚

叶大，厚纸质，多聚生于枝顶，叶脉在近叶缘处连成一边脉

枝条粗壮，肉质茎，具丰富乳汁，绿色，无毛

药用部位：花朵、茎皮　｜　小贴士：鸡蛋花切细可与鸡蛋调匀蒸食，其气味清香软润可口

款冬花

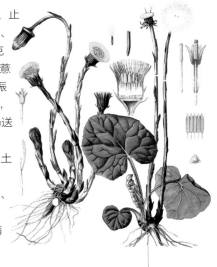

　　款冬花具有润肺止咳、化痰、下气、止渴的功效，其入药可辅助治疗肺痿、咳嗽、痰血、喉痹、咳逆喘息等病症。取 75 克款冬花，50 克甘草，100 克桔梗，50 克薏苡仁，水煎服，可缓解咽干口渴、胸满振寒之症。用款冬花、百合等干品研为细末，制成龙眼大小的蜜丸，每天晚饭后用姜汤送服，可改善咳嗽不止、痰中带血的症状。

◎ 习性：栽培或野生于河边、沙地。以土壤肥沃、排水良好的沙质土壤为佳。

◎ 分布：华北、西北、西南及河南、湖北、西藏等地。

◎ 宜忌：阴虚劳嗽、肺火燔灼、肺气焦满者忌服。

多年生草本，高 10~25 厘米

基生叶广心脏形或卵形，先端钝，边缘呈波状疏锯齿，锯齿先端往往带红色

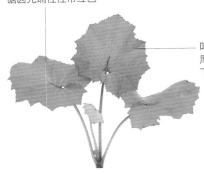

叶基部心形成圆形，质较厚，上面平滑，暗绿色，下面密生白色毛

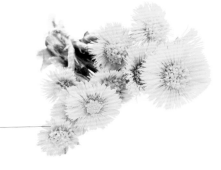

头状花序顶生，具毛茸，舌状花在周围一轮，鲜黄色

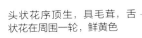

药用部位：花朵、茎叶　　小贴士：以蕾大、身干、色紫红、梗极短、无开放花朵者为佳

别名：虎皮百合、倒垂莲、黄百合、宜兴百合

性味：味甘，性微寒　　归经：入肺、心、肾经

卷丹

　　卷丹具有安神定气、清心润肺、化痰止咳、滋阴养神的功效，其入药可有效治疗失眠、心悸、痰血、咳嗽、阴虚、烦闷、神志恍惚等不良症状。取10~30克卷丹水煎内服，可缓解肺虚久咳、咯血，还可以加蜜炙生食，能润肺清心。

◎ 习性：耐寒，喜向阳和干燥环境，宜冷凉而怕高温酷热和多湿气候。

◎ 分布：江苏、浙江、湖南、安徽等地。

◎ 宜忌：尤适宜阴虚久咳、痰中带血、虚烦惊悸、失眠多梦、精神恍惚患者。

叶互生，狭披针形，无柄，密集于茎秆的中上部

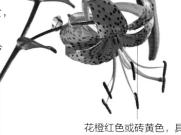

花橙红色或砖黄色，具黑色斑点，花瓣强烈反卷

茎秆上着生黑紫色斑点，使株秆呈暗褐色

药用部位：鳞茎、花朵　**小贴士：适于园林中花坛、庭院栽植，也是切花和盆栽的良好材料**

别名：玉春棒、白鹤花、玉泡花、白玉簪　　性味：味甘，性凉　　归经：入心、肾、肝经

玉簪花

　　玉簪花具有清热解毒、利湿调经、清肺润肺、凉血止血的功效，可全株入药，能辅助治疗咽喉肿痛、小便不通、疮毒、烧伤等症状。其根入药能清热解毒、消肿止痛；其叶有消肿解毒的作用；其花入药可调经、利湿。取 8~10 克玉簪干花，沸水冲服代茶饮，可治咽炎；取 30 克鲜玉簪根，水炖之后取汁，加冰糖调服，能改善肺热、咳嗽、痰中带血症状。

◎习性：喜阴湿环境，喜肥沃、湿润的沙壤土，性极耐寒。

◎ 分布：全国各地。

◎ 宜忌：一般人群皆可食用，孕妇慎服。

花茎从向叶丛中抽出，花白色或紫色，有香气，具细长的花被筒

叶心状卵圆形，具长柄，叶脉弧形

药用部位：花朵　**小贴士：花朵晒干后可泡茶喝，也可焯熟后炒食、炖汤**

别名：萱草、忘忧草、金针菜、萱草花、健脑菜、安神菜、绿葱、鹿葱花、萱萼
性味：味甘，性平　归经：入肝、肾经

黄花菜

　　黄花菜具有清热益气、明目安神、健胃消食、消肿止血、利尿除湿、养颜通乳的功效，其入药可辅助治疗头晕心悸、吐血衄血、耳鸣、水肿、淋病、乳痈等病症，而且常食黄花菜可增强皮肤韧性和弹力，滋润肌肤。取其叶 15 克，水煎内服，可治小儿疳积；取其根 15~25 克，水煎内服，能缓解小便不利、黄疸、湿热。

◐ 习性：耐瘠，耐旱，对土壤要求不严，地缘或山坡均可栽培。

◐ 分布：全国各地。

◐ 宜忌：皮肤瘙痒、哮喘、平素痰多、肠胃病患者忌食。

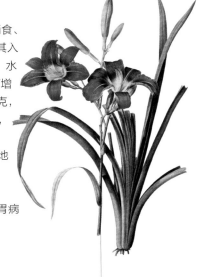

花茎自叶腋抽出，茎顶分枝开花

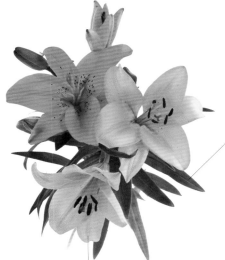

叶基生，狭长带状，下端重叠，向上渐平展，中脉于叶下面凸出

有花数朵，大，橙黄色，漏斗形，花被 6 裂

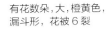

花去毒后可用来煲汤、煮粥

药用部位：茎叶、花朵　｜　小贴士：鲜花蕾有毒，食用前必须在沸水中浸烫去毒

朱槿

朱瑾具有清肺化痰、消肿解毒、凉血、利尿的功效，其水煎内服可辅助治疗肺热、咳嗽、腮腺炎、乳腺炎、月经不调、急性结膜炎、尿路感染等症状，外用时，取其鲜花或叶捣碎外敷于患处。其根含支鞣质，是中医主要的药用部分；其茎和叶含萨壳固醇、蒲公英甾醇、乙酸脂类及酶等，可用于皮肤生疮。

◎ 习性：喜温暖、湿润，要求日光充足，不耐阴，不耐寒、旱。喜肥沃湿润而排水良好的土壤。

◎ 分布：全国各地。

◎ 宜忌：一般人群皆可服食，尤其适宜气虚脾弱、面色无华、尿路感染、鼻血、月经不调、肺热咳嗽、腮腺炎、乳腺炎患者。

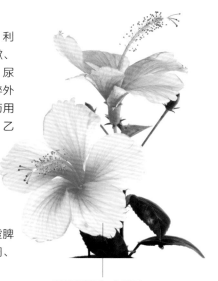

花瓣倒卵形，先端圆，外面疏被柔毛

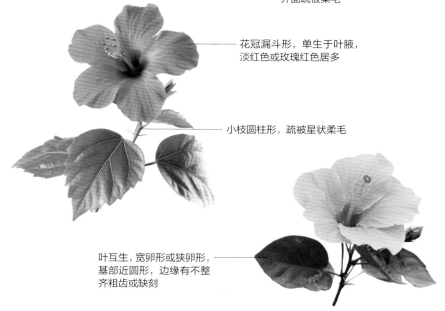

花冠漏斗形，单生于叶腋，淡红色或玫瑰红色居多

小枝圆柱形，疏被星状柔毛

叶互生，宽卵形或狭卵形，基部近圆形，边缘有不整齐粗齿或缺刻

药用部位：花朵　小贴士：嫩叶有时候被当成菠菜的代替品。花可制成腌菜，以及用于染色蜜饯

别名：紫玉簪、白背三七、玉棠花
性味：味甘、微苦，性温平　　归经：入肝、脾、胃经

紫萼

　　紫萼具有散淤、排毒、止痛、消炎的功效，其根加水煎内服可辅助治疗牙龈肿痛、赤目肿痛、喉咙疼痛、中耳炎、乳腺炎等病症，还可以捣烂外敷于患处，治烧烫伤、虫蛇咬伤等。作为药用成分，它在抗非特异性炎症方面很有价值，尤其对防治中老年人呼吸道疾病有特殊疗效。

◎习性：喜温暖湿润的气候，耐阴，抗寒性强，土壤选择性差。

◎分布：河北、陕西、华东、中南、西南等地区。

◎宜忌：尤适宜牙痛、赤目红肿、咽喉肿痛、乳腺炎、中耳炎、疮痛肿毒、烧烫伤、蛇咬伤患者。

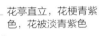

叶基生，槽状，叶面亮绿色，背面稍淡，卵形或菱状卵形

花葶直立，花梗青紫色，花被淡青紫色

药用部位：花朵、茎叶　|　**小贴士：**花朵可泡茶喝，嫩茎叶经焯水后可凉拌，也可炒菜

别名：朱藤、招藤、招豆藤、藤萝　　性味：性甘、苦，微温　　归经：入肝、肾、心经

紫藤

　　紫藤具有祛风止痛、活血通络、杀虫解毒的功效，其根水煎内服，可驱除饶虫；其花可以提炼芳香油，能止吐、解毒；其种子可用来舒缓筋骨疼痛，也可防止酒坏变质。分别取15克紫藤根和锦鸡儿，水煎内服，能辅助治疗风湿痹痛。

◎习性：对气候和土壤的适应性强，较耐寒，能耐水湿及瘠薄土壤，喜光，较耐阴。

◎分布：华北地区多有分布，以河北、河南、山西、山东最为常见。

◎宜忌：紫藤的豆荚、种子、茎皮有毒，小心食用。

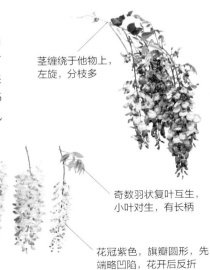

茎缠绕于他物上，左旋，分枝多

奇数羽状复叶互生，小叶对生，有长柄

花冠紫色，旗瓣圆形，先端略凹陷，花开后反折

药用部位：花朵　|　**小贴士：**花朵可炒菜、凉拌、裹面油炸，也可作为添加剂，制作"紫萝饼"等

別名：花中皇后、月月红、四季花、胜春、斗雪红、月贵红、月贵花
性味：味甘，性温　　归经：入肝经

月季

　　月季具有行气调经、消肿止痛、活血散淤、清热解毒的功效，其根、叶、花均可入药，分别取 10 克的月季花、当归、丹参、白芍，加适量红糖，水煎内服，对治疗女性月经不调、痛经、闭经、经稀色淡、小腹疼痛、精神不振、大便燥结等症状效果良好。

◎ **习性**：适应性强，不耐严寒和高温，耐旱，对土壤要求不严格，但以富含有机质、排水良好的微带酸性的沙壤土最好。

◎ **分布**：全国各地。

◎ **宜忌**：与鹅肉同食损伤脾胃；与兔肉、柿子同食导致腹泻；同时不宜与甲鱼、鲤鱼、豆浆、茶同食。

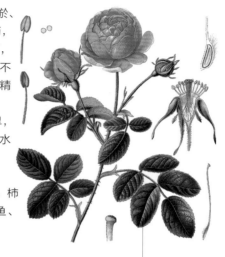

叶为墨绿色，互生，奇数羽状复叶，小叶宽卵形（椭圆）或卵状长圆形

果实为球形或梨形，成熟前为绿色，成熟果实为橘红色

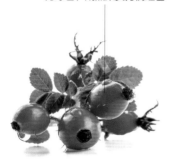

花生于茎顶，单生或簇生。有单瓣、复瓣（半重瓣）和重瓣之别，花色丰富，花形多样

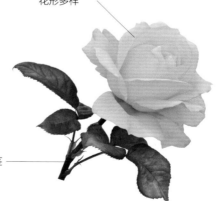

初生茎紫红色，嫩茎绿色，老茎灰褐色

药用部位：花朵、果实　**小贴士：** 果实无糖，常用来制作香草茶、果酱、果冻、果汁和面包等

别名：徘徊花、笔头花、湖花、刺玫花

性味：味甘、微苦，性温　　归经：入肝、脾、胃经

玫瑰

玫瑰具有强肝养胃、活血调经、安神散结、润肠通便、消炎杀菌的功效，加水煎内服可辅助治疗肝胃气痛、食欲不振、恶心干呕、女性月经不调等病症，而且泡茶常饮可补益血气、消除疲劳、缓和情绪、平衡内分泌、消炎杀菌、润泽肌肤。其制成的玫瑰露还可改善皮肤质地，促进血液循环和新陈代谢。

● 习性：喜阳光充足，耐寒，耐旱，喜排水良好、疏松肥沃的土壤或轻壤土，在黏土中生长不良，开花不佳。

● 分布：全国各地。

● 宜忌：口渴、舌红少苔、脉细弦劲之阴虚火旺证者不宜长期、大量服用，孕妇不宜食用。

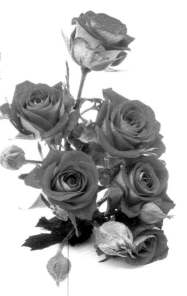

小枝密被茸毛，并有针刺和腺毛，有直立或弯曲、淡黄色的皮刺

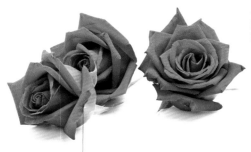

花瓣倒卵形，重瓣至半重瓣，芳香，紫红色至白色

种子的外层为果皮，果皮为内、外两层，外层为骨质层，很坚硬

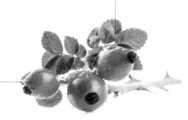

果扁球形，直径 2~2.5 厘米，砖红色，肉质，平滑

药用部位：花朵 | **小贴士：** 果实富含维生素 C，可制作果酱、果冻、果汁等，也可制作蜂蜜酒

别名：黄栀子、山栀、白蟾、越桃

性味：味苦，性寒　　归经：入心、肺、胃经

栀子

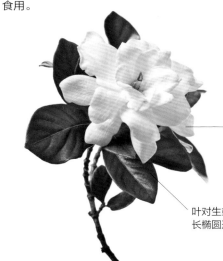

　　栀子具有清热解毒、消肿止痛、护肝利胆、止血利湿、祛火除烦、明目安神的功效，水煎内服可辅助治疗头痛发热、肝火目赤、口舌生疮、湿热黄疸、肿毒肿痛、心烦气躁等症状，用于散热、止痛、消肿时，常搭配金银花、连翘、蒲公英使用。取鲜栀子 100 克，水煎口服，可改善尿血、淋证。

◎习性：性喜温暖湿润气候，适宜生长在疏松、肥沃、排水良好的酸性土壤中。

◎分布：中南、西南及江苏、安徽、浙江、江西、福建、台湾等地。

◎宜忌：栀子苦寒伤胃，脾虚便溏者不宜食用。

嫩枝常被短毛，枝圆柱形，灰色

花单生于枝端或叶腋，白色，芳香

叶对生或 3 叶轮生，叶片革质，长椭圆形或倒卵状披针形

种子多数，扁椭圆形或扁矩圆形，聚成球状团块，棕红色

药用部位：花朵、果实　｜　小贴士：果皮由绿转黄绿时采收，干品以皮薄、饱满、色红黄者为佳

金银花

金银花具有清热解毒、消炎止痛、补虚安神的功效，入药可辅助治疗温病发热、痈疡肿毒、肿瘤、胀痛等病症，效果显著，还可改善头晕目眩、口干舌燥、烦闷不安、多汗盗汗、肠炎、菌痢、肺炎、急性乳腺炎、阑尾炎、腮腺炎、化脓性扁桃体炎、麻疹、丹毒、皮肤感染、败血症、流脑等症状。

◎ 习性：喜阳，耐阴，耐寒性强，也耐干旱和水湿，对土壤要求不严。

◎ 分布：华东、中南、西南及辽宁、河北、山西、陕西、甘肃等地。

◎ 宜忌：金银花性寒，脾胃虚寒及气虚疮疡脓清者忌服。

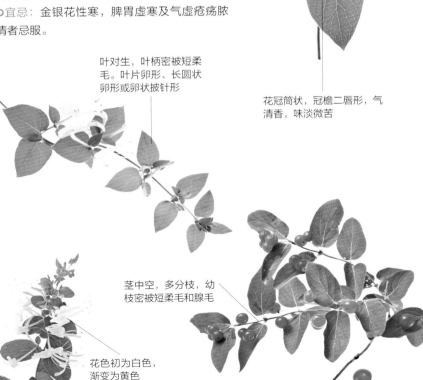

叶对生，叶柄密被短柔毛。叶片卵形、长圆状卵形或卵状披针形

花冠筒状，冠檐二唇形，气清香，味淡微苦

茎中空，多分枝，幼枝密被短柔毛和腺毛

花色初为白色，渐变为黄色

药用部位：花朵　　小贴士：金银花可单独泡水喝，也可与菊花、薄荷、芦根等同饮

別名：映山红、红踯躅、山石榴、翻山虎、怀春花、照山红
性味：味酸、甘，性寒　　　归经：入肝、脾、肾经

杜鹃花

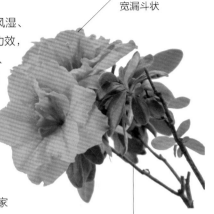

花冠鲜红或深红色，宽漏斗状

　　杜鹃花具有清热解毒、消肿止血、祛风湿、降血脂、调经和血、杀菌消炎、养颜美容的功效，其根、叶、花均可入药，可辅助治疗咳嗽、痰多、气喘、急慢性支气管炎等病症。其根对治内伤、风湿等症也有益处。

◎ 习性：性喜凉爽、湿润气候，适应半阴半阳的环境。忌烈日，又忌过阴。

◎ 分布：江苏、安徽、浙江、江西、福建、台湾、湖北、湖南、广东、广西、四川、贵州、云南等地。

◎ 宜忌：杜鹃花有一定的毒性，需在专家指导下食用。

分枝多而纤细，密被亮棕褐色扁平糙伏毛

药用部位：花朵 **小贴士：杜鹃花剥瓣，清洗沥干，置于杯中，沸水 250 毫升冲入杯中泡茶饮**

別名：小黄花、金腰带、黄梅、清明花　　性味：味甘、涩，性平　　归经：入心、肝经

迎春花

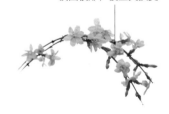

枝稍扭曲，光滑无毛，小枝四棱形，棱上具狭翼

　　迎春花具有活血、利尿、发汗、清热解毒、消肿止痛的功效，入药可辅助治疗发热、头痛、口腔炎、痈疖肿毒、外阴瘙痒等。取其根和皮适量，水煎内服，可缓解小儿高热、热咳、惊风、支气管炎；外用时可捣烂外敷于患处，可改善下肢溃疡、外伤出血、跌打损伤。

◎ 习性：喜光照，稍耐阴，略耐寒，怕涝，要求温暖而湿润的气候，疏松肥沃和排水良好的沙质土壤。

◎ 分布：甘肃、陕西、四川、云南、西藏等地。

◎ 宜忌：尤适宜发热头痛、小便热痛、下肢溃疡、跌打损伤、外伤出血、口腔炎患者。

叶对生，三出复叶，小枝基部常具单叶

花单生于小枝的叶腋，花冠黄色

药用部位：花朵、叶 **小贴士：花朵晒干后可泡茶饮，具有清热利尿、活血消肿的功效**

茉莉

　　茉莉具有清心安神、解郁散结、消炎镇痛、理气排毒、抑制细菌的功效，水煎内服可辅助治疗痢疾、胸腹胀痛、疮疡肿毒等症状，还可以将其根捣碎，用酒炒后包于患处，能续经接骨，或外敷治皮肤溃烂。取适量茉莉花煎水，熏洗眼睛，可治目赤肿痛、迎风流泪，能祛火明目。

◎ 习性：喜温暖湿润，在通风良好、半阴的环境中生长最好。

◎ 分布：江南地区以及西部地区。

◎ 宜忌：火热内盛、燥结便秘者慎食。

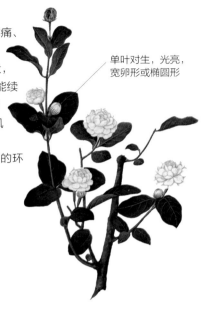

单叶对生，光亮，宽卵形或椭圆形

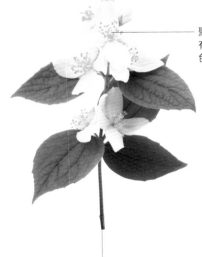

聚伞花序，顶生或腋生，有花通常 3~4 朵，花冠白色，极芳香

叶脉明显，叶面微皱，叶柄短而向上弯曲，有短柔毛

枝条细长小枝有棱角，有时有毛，略呈藤本状

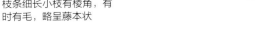

药用部位：花朵、叶、根　｜　小贴士：一般秋后挖根，切片晒干备用；夏季采花

別名：浮蔷、蓝花菜、蓝鸟花、水白花
性味：味甘，性凉　　归经：入肺、心、小肠经

雨久花

　　雨久花具有清热解毒、止咳平喘、消肿、利尿的功效，全草入药水煎内服可辅助治疗肺热、痰多、咳嗽、哮喘、胸闷、高热、小儿丹毒、小便不利、痈疽肿毒、疮疖肿痛、湿疮瘙痒、失眠多梦等不良病症。

○ 习性：性强健，耐寒，多生于沼泽地、水沟及池塘的边缘。

○ 分布：东北、华南、华东、华中等地。

○ 宜忌：一般人群皆可服用，尤适宜高热咳喘、小儿丹毒、肺热壅盛、肺失宣肃、咳嗽咳痰、痰黄且稠患者。

总状花序顶生，有时排成总状圆锥花序

花瓣长椭圆形圆形，蓝紫色

药用部位：茎叶、花朵　**小贴士：鲜花晒干后可泡茶饮，洗净后可裹面炸食或做肉类的配菜**

別名：夜合欢、夜合树、绒花树、鸟绒树　　性味：味甘，性平　　归经：入心、肝经

合欢花

　　合欢花具有滋阴补阳、清热解毒、清心安神、益气健胃、养颜美容、通经活络的功效，水煎内服可有效改善失眠多梦、心神不宁、胸闷气结、健忘体虚等症状，有强身健体、美容养颜、安神静气的作用，而且还是专治神经衰弱的良药。

○习性：喜温暖湿润的环境，以肥沃、疏松的沙质土壤为佳。

○ 分布：浙江、安徽、江苏、四川、陕西等地。

○ 宜忌：一般人群皆可食用，尤适宜心神不安、忧郁失眠、健忘患者。阴虚津伤者慎用。

花序头状，多个，伞房状排列，腋生或顶生

二回羽状复叶互生，镰状长圆形，两侧极偏斜

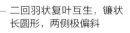

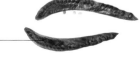

荚果扁平，长椭圆形

药用部位：花朵　**小贴士：花朵晒干后可泡茶喝，也可用来做煮粥或炖汤**

别名：仙树、月桂、花中月老、木樨
性味：味甘，性温　　归经：入肺、大肠经

桂花

桂花具有强筋骨、祛风湿、化痰止咳、散寒暖胃的功效。其根及枝叶煎汁敷于患处，可活筋止痛，改善风湿麻木；其花朵水煎内服可治牙痛、咳嗽、痰多、经闭腹痛等。将其制成茶饮，经常饮用可预防口臭、胃寒、胃疼、荨麻疹、视力下降、十二指肠溃疡等病症。

◎ 习性：喜温暖环境，抗逆性强，既耐高温，也较耐寒。

◎ 分布：全国各地。

◎ 宜忌：便秘者及脾胃湿热的人慎用。

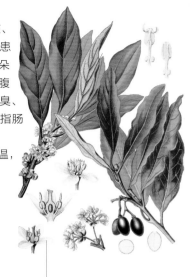

花小而有浓香，黄白色

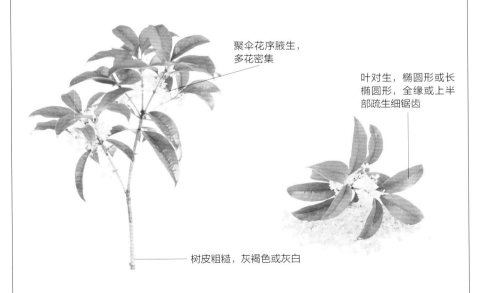

聚伞花序腋生，多花密集

叶对生，椭圆形或长椭圆形，全缘或上半部疏生细锯齿

树皮粗糙，灰褐色或灰白

药用部位：花朵、果实 ┃ **小贴士：花朵晒干后可泡茶饮，鲜花也可炒、炸、烩菜肴，制作甜点**

月桂

月桂具有补肾益气、止咳化痰、调经活血、暖胃平肝、止痛散寒的功效，入药可辅助治疗肾阳虚衰、久泻久痢、心腹冷痛等病症。其根多用于缓解牙痛、腰腿痛、筋骨疼痛；其花水煎内服对改善咳嗽、痰多、腹痛、经闭等症状有益；其果实多用于虚寒胃痛，能散寒暖胃。

◎习性：喜温暖环境，宜在土层深厚、排水良好、富含腐殖质的偏酸性沙质土壤中生长。

◎分布：四川、云南、广东、广西、湖北等地。

◎宜忌：尤适宜咳嗽痰多、牙痛、肾阳衰弱、心腹冷痛、虚寒胃痛患者。

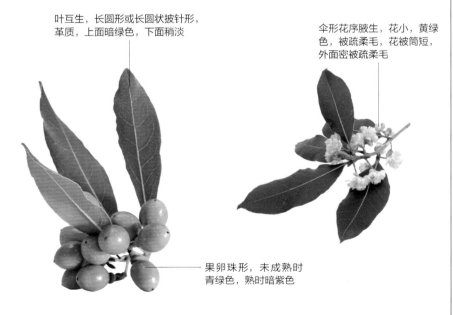

小枝圆柱形，具纵向细条纹，幼嫩部分略被微柔毛或近似无毛

叶互生，长圆形或长圆状披针形，革质，上面暗绿色，下面稍淡

伞形花序腋生，花小，黄绿色，被疏柔毛，花被筒短，外面密被疏柔毛

果卵珠形，未成熟时青绿色，熟时暗紫色

药用部位：花朵　小贴士：花朵晒干后可泡茶饮用，鲜花也可炒、炸、烩菜肴，制作甜点

別名：酸梅、黄仔、合汉梅、白梅花、绿萼梅、绿梅花
性味：味微酸、涩，性平　　归经：入肝、肺经

梅花

　　梅花具有润肺化痰、杀菌解毒、健胃生津、活血散郁的功效，其根研末可治黄疸；其果可驱虫止痢，对治疗发热、咳嗽有利；梅果加工而成的乌梅肉能抑制痢疾杆菌、大肠杆菌、伤寒杆菌、绿脓杆菌、霍乱弧菌等病菌的入侵，能杀虫生津、敛肺涩肠。

◎ 习性：喜温暖、湿润的气候，在光照充足、通风良好的条件下能较好生长。

◎ 分布：西南、四川、湖北、广西等地。

◎ 宜忌：一般人群皆可食用。脾湿胃寒者忌服。

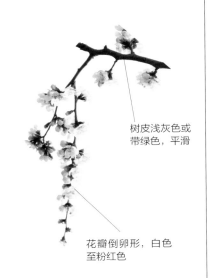

树皮浅灰色或带绿色，平滑

花瓣倒卵形，白色至粉红色

药用部位：花朵　｜　小贴士：花朵晒干后可泡茶喝，也可洗净后制作糕点、蜜饯

別名：公丁香、百结、丁子香、鸡舌香　　性味：味辛，性温　　归经：入胃、脾、肾经

丁香

　　丁香具有止痢、开胃、散寒、止痛、温中降逆的功效，入药可辅助治疗呕吐、痢疾、反胃、心腹冷痛、疝气、疥癣等病症。丁香与肉桂、干姜等配伍，缓解心腹冷痛；还可搭配肉桂、附子、鹿角胶等，改善肾衰阳痿、遗精。

◎习性：主要生长在亚热带亚高山、暖温带至温带的山坡林缘、林下及寒温带的向阳灌丛中。

◎ 分布：西南、西北、华北和东北地区是丁香的主要分布区。

◎ 宜忌：热病及阴虚内热者忌服。

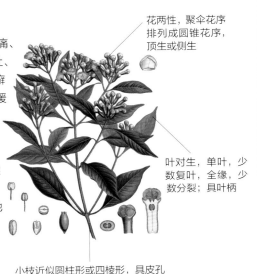

花两性，聚伞花序排列成圆锥花序，顶生或侧生

叶对生，单叶，少数复叶，全缘，少数分裂；具叶柄

小枝近似圆柱形或四棱形，具皮孔

药用部位：花朵、根、树皮　｜　小贴士：通常在9月至次年3月间，花蕾由青转为鲜红色时采收

兰花

　　兰花具有润肺止咳、排毒、止血、利湿的功效。其根捣烂外敷可用于外伤接骨、肺脓疮疡；其叶用水煎内服可治百日咳；其花可缓解劳伤、咳嗽病症；其果能治呕呷。夏季时，可取晾干的兰花，加蜂蜜、核桃、少量花椒，用开水冲饮，能润肺止咳、祛暑降躁。

○习性：喜半阴半阳、湿润透风的环境，生长在背阴、通风、不积水的山地。

○ 分布：山东、江苏、浙江、江西、湖北、湖南、云南、四川、贵州、广西、广东、陕西等地。

○ 宜忌：尤适宜肺痈、支气管炎、咳嗽、咯血、尿血、白带异常、尿路感染、疮毒疔肿患者。

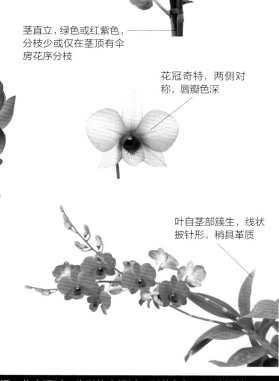

茎直立，绿色或红紫色，分枝少或仅在茎顶有伞房花序分枝

花冠奇特，两侧对称，唇瓣色深

叶自茎部簇生，线状披针形，稍具革质

花白色或带微红色

药用部位：花朵 | 小贴士：花可点汤，临点汤时，先以热水烫过，则花色新，汤味鲜美

别名：丽春花、赛牡丹、满园春、仙女蒿
性味：味苦，性凉　　归经：入大肠经

虞美人

　　虞美人具有清热解毒、止痢止泻、止咳化痰、消炎止痛的功效，入药可辅助治疗肠炎、痢疾、咳嗽、痰多、黄疸等病症。取其花 1~3 克，煎服，每天 2 次，可治痢疾；取其果实 5 克水煎服，可缓解久咳、腹痛；取全草 15 克，加 30 克铁苋菜，水煎服，每天 2 次，可改善泄泻。

◎ 习性：耐寒，怕暑热，喜阳光充足的环境，喜排水良好、肥沃的沙壤土。不耐移栽，能自播

◎ 分布：全国各地均有栽培。

◎ 宜忌：虞美人全株有毒，内含有毒生物碱，要在医生嘱咐下食用。

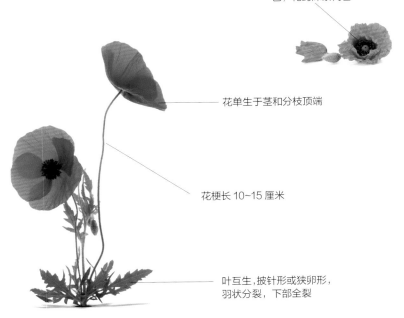

花瓣 4，圆形、横向宽椭圆形或宽倒卵形

花多橘红色或紫红色，花药深紫褐色

花单生于茎和分枝顶端

花梗长 10~15 厘米

叶互生，披针形或狭卵形，羽状分裂，下部全裂

药用部位：花朵　｜　小贴士：花朵晒干后可泡茶饮，也可与其他花茶一同泡饮，气味芳香

別名：木兰、白玉兰、玉兰、玉树、迎春花、望春、应春花、玉堂春
性味：味辛，性温　　归经：入肺、肾经

玉兰花

　　玉兰花具有化痰止咳、润肺通鼻、调经
活络、祛风散寒的功效，其入药能辅助
治疗头痛发热、咳嗽不止、血淤痛经、
鼻塞不通、过敏性鼻炎、急慢性鼻窦炎
等病症，并且其对常见的皮肤真菌有抑
制作用。每天清晨取玉兰花苞一朵，水煎后空
腹内服，可改善痛经、不孕之症。

◎习性：喜光照，较耐寒，可露地越冬，喜干
燥，忌低湿。

◎分布：江西、浙江、湖南、贵州等地。

◎宜忌：一般人群皆可食用，尤适宜肺热咳嗽、
头痛、血淤型痛经、鼻塞、急慢性鼻窦炎、过
敏性鼻炎患者。与鲫鱼同食养脾益气。

叶互生，大型叶为倒
卵形，先端短而凸尖，
基部楔形

小枝稍粗壮，灰褐
色或深褐色

花先叶开放，直立，钟状，
花香似兰

花白色至淡紫红色

药用部位：花朵　｜　小贴士：花朵洗净后可煎食或蜜浸制作小吃，也可晒干后泡茶饮用

别名：白缅花、缅桂花、天女木兰
性味：味苦、辛，性温　　归经：入肺、心经

白兰花

白兰花具有消炎、靓肤、润肺止咳、化湿益气的功效，水煎内服可用来辅助治疗白浊、白带异常、前列腺炎、慢性支气管炎等病症。白兰花富含活性成分，可改善肌肤暗黄、肤色不均等问题，已被提取添加进众多女性化妆品。

习性：喜光照，稍耐阴，略耐寒，耐旱不耐涝，要求温暖而湿润的气候，疏松肥沃和排水良好的沙质土壤。

分布：福建、广东、广西、云南、四川、江苏、浙江、安徽、江西等地。

宜忌：尤适宜慢性支气管炎、前列腺炎、白浊、白带异常患者。女子面色黯黄、无光泽者可多食。

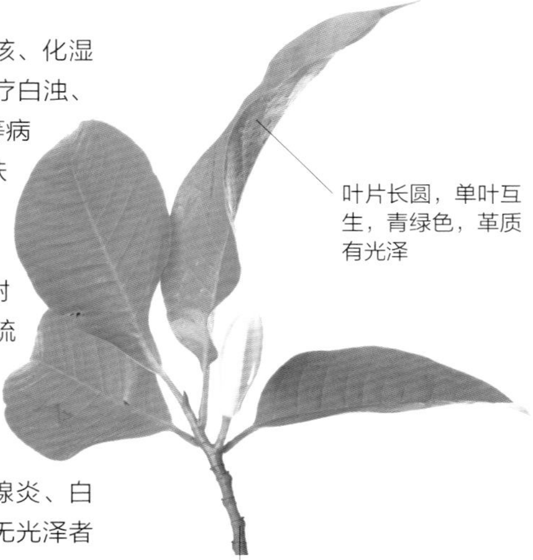

叶片长圆，单叶互生，青绿色，革质有光泽
揉枝叶有芳香，幼枝常绿

花瓣白如皑雪，生于叶腋之间，较肥厚，长披针形，有浓香

花呈辐射对称，花被片10，披针形

药用部位：花朵 | **小贴士：白兰花香浓持久，可熏制花茶、酿酒或提炼香精**

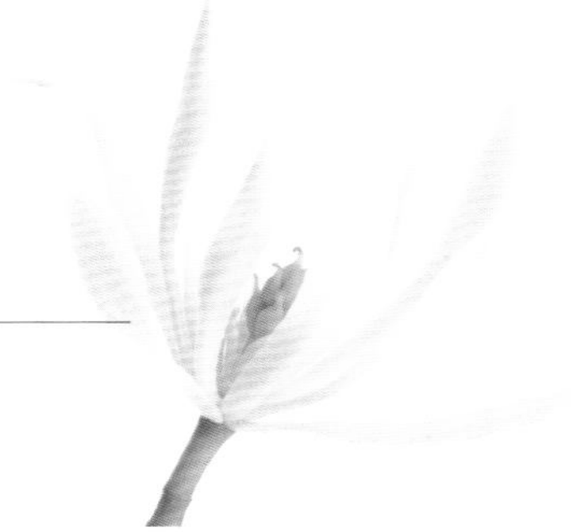

别名：牵牛、喇叭花、筋角拉子、大牵牛花、勤娘子
性味：味苦，性寒　　归经：入肺、肾、大肠经

牵牛花

　　牵牛花具有利尿通便、止咳化痰、消肿、杀虫的功效，水煎内服可辅助治疗小便不利、便秘、气逆喘咳、痰多、虫积腹痛、水肿、肝硬化腹水、肾炎、蛔虫等病症。它还常与葶苈子、杏仁、橘皮等搭配使用，多用于改善肺虚、咳喘、浮肿病症。

● 习性：喜气候温和、光照充足、通风适度的环境，对土壤适应性强，较耐干旱盐碱，不怕高温酷暑。

● 分布：全国各地均有栽培。

● 宜忌：尤适宜二便不通、痰饮积聚、气逆喘咳、虫积腹痛、水肿胀满患者。

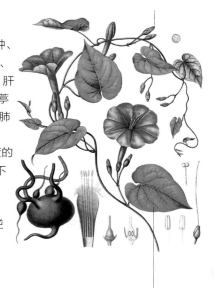

叶宽卵形或近似圆形，叶面或疏或密被微硬的柔毛

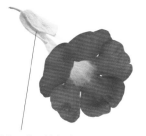

花冠漏斗状，花冠管色淡

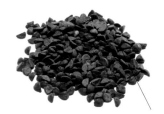

种子卵状三棱形，黑褐色或米黄色

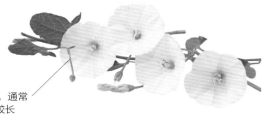

花序梗长短不一，通常短于叶柄，有时较长

药用部位：花朵　｜　小贴士：可作小庭院及居室窗前遮阴、小型棚架、篱垣的美化

别名：洋槐花、刺槐花

性味：味微苦，性寒　　归经：入肝、大肠经

槐花

槐花具有止血、消肿止痛、清肝泻火的功效，水煎内服可辅助治疗便血、痔血、吐血、血痢、血淋、失音、目赤肿痛、痈疽疮疡等病症。它本身所含的芦丁可改善毛细血管功能，增强人体抵抗力。

◎ 习性：喜光照，喜干冷气候，要求肥沃、排水良好的土壤。

◎ 分布：东北、西北、华北、华东等地。

◎ 宜忌：糖尿病患者最好不要多吃。粉蒸槐花不易消化，消化系统不好的人，尤其是中老年人不宜过量食用。同时，过敏性体质的人应谨慎食用槐花，脾胃虚寒及阴虚发热而无实火者也应慎服。

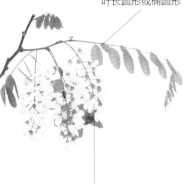

奇数羽状复叶，小叶长圆形或椭圆形

花皱缩而卷曲，花瓣多散落。完整者花萼钟状，黄绿色

药用部位：花朵 ｜ 小贴士：蒸食、凉拌、熬粥、做汤。槐花加入面粉、调料拌匀，放笼屉中蒸熟

别名：罂子粟、御米、象谷、米囊、囊子　　性味：味酸涩，性微寒　　归经：入肺、大肠经

罂粟

罂粟具有清热解毒、催眠镇痛、利尿通便的功效，入药可辅助治疗反胃、腹痛、泻痢、脱肛等病症。取罂粟壳和籽，一同研末，炼制成小鸡头大小的蜜丸，每次服用10~15丸，治赤痢用甘草汤送服，治白痢用干姜汤送服，治泄泻用米汤送服。

◎ 习性：喜阳光充足、土质湿润透气的酸性土壤。

◎ 分布：亚洲方面以中国、泰国、缅甸边境的金三角为主要非法种植地区。

◎ 宜忌：罂粟是制取鸦片的主要原料，其提取物也是多种镇静剂的来源，具有麻醉性，只可适量食用。

花顶生，具长梗，圆形或广卵形，白色、粉红色或紫红色

雄蕊多个，花药长圆形，子房长方卵圆形，无花柱

一年生或两年生草本，茎直立，高60~150厘米

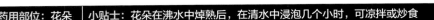

药用部位：花朵 ｜ 小贴士：花朵在沸水中焯熟后，在清水中浸泡几个小时，可凉拌或炒食

別名：鸡髻花、老来红、芦花鸡冠、笔鸡冠、大头鸡冠
性味：味甘、涩，性凉　　归经：入脾经

鸡冠花

鸡冠花具有清热凉血、止血止泻、收敛涩肠的功效，入药可辅助治疗赤白痢疾、吐血、血淋、白带过多、功能性子宫出血、遗精、乳糜尿等病症。取白鸡冠花适量，酒煎服，可减轻产后滞血疼痛之症。

⊙ 习性：喜温暖干燥气候，怕干旱，喜阳光，不耐涝，但对土壤要求不严，一般庭院的土壤都能种植。

⊙ 分布：几乎遍布全国各地。

⊙ 宜忌：尤适宜心肠风、久泻久痢、白带过多、痔疮肛边肿痛患者。鸡冠花茶不适宜搭配其他花茶。食用鸡冠花的同时，忌食鱼腥猪肉。

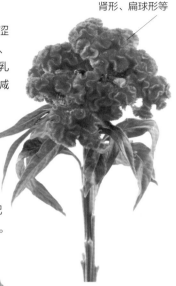

肉穗状花序顶生，呈扇形、肾形、扁球形等

叶互生有柄，长卵形或卵状披针形

花色亦丰富多彩，有紫色、橙黄、白色、红黄相杂等色

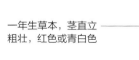

一年生草本，茎直立粗壮，红色或青白色

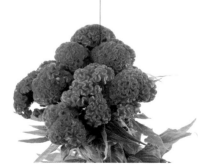

药用部位：花朵 ｜ 小贴士：一茶匙鸡冠花，用滚烫开水冲泡，闷约 10 分钟后即可

山茶花

　　山茶花具有止血、凉血、清热、滋阴润肺
的功效，水煎内服可辅助治疗吐血、便血、
血崩，还可以捣烂外敷于患处，主治烧
烫伤、外伤出血。取山茶花阴干为末，加
白糖拌匀，放饭锅蒸熟服用，每天 3~4 次，
可改善痢疾；将山茶花焙研为末，用麻油调搽，
能治乳头疼痛；还可将山茶花研末冲服代茶饮，
能缓解痔疮出血。

○ 习性：喜半阴，忌烈日，喜温暖气候，生长
适温为 18~25℃，略耐寒。

○ 分布：浙江、江西、四川、山东等地。

○ 宜忌：一般人群皆可食用，尤适宜吐血、血
崩、创伤出血、肠风下血、久泄久痢患者。

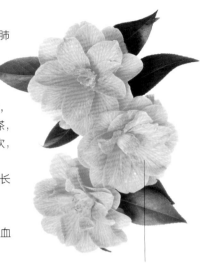

花瓣倒卵圆形，花有淡红、
深红、黄、白等色

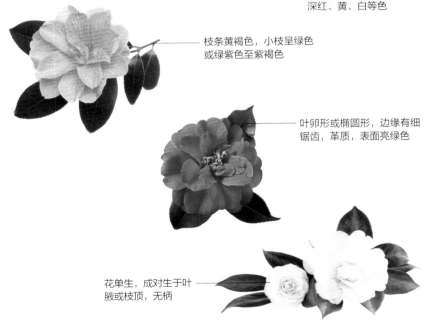

枝条黄褐色，小枝呈绿色
或绿紫色至紫褐色

叶卵形或椭圆形，边缘有细
锯齿，革质，表面亮绿色

花单生，成对生于叶
腋或枝顶，无柄

药用部位：花朵　　小贴士：花朵晒干后可泡茶饮，种子可榨山茶油

别名：洋荷花、草麝香、郁香
性味：味苦，性平　　归经：入脾、胃、大肠经

郁金香

　　郁金香具有解毒、化湿、除浊、镇痛的功效，入药可辅助治疗口臭、腹痛、脾胃湿浊、心腹恶气等病症。外用时，取 30 克鲜郁金香根或叶，洗净捣烂外敷于患处，可缓解痈疖肿毒；或者取 3 克干的郁金香根，研末，温水送服，能改善脏躁症。

◎习性：喜向阳、避风的环境，耐寒性很强，要求腐殖质丰富、疏松肥沃、排水良好的微酸性沙质土壤。

◎分布：西北地区，新疆的荒地、丘陵上，华东，华中地区。

◎宜忌：花朵有毒碱，和它待上一两个小时后会感觉头晕，严重的可导致中毒，过多接触易使人毛发脱落。

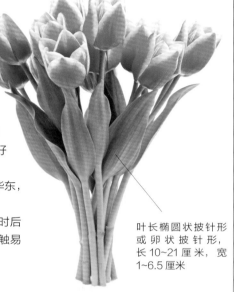

叶长椭圆状披针形或卵状披针形，长 10~21 厘米，宽 1~6.5 厘米

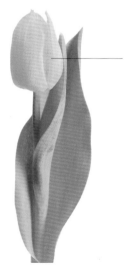

花型有杯型、碗型、卵型、球型、钟型、漏斗型、百合花型等，有单瓣也有重瓣

花色有白、粉红、洋红、紫、褐、黄、橙等，深浅不一，单色或复色

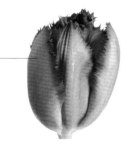

药用部位：花朵　｜　小贴士：花朵晒干后可泡茶饮，化湿辟秽。秋冬时节挖根研磨药用

别名：洋水仙、西洋水仙、五色水仙、时样锦
性味：味苦，性凉　　归经：入肝经

风信子

　　风信子具有安神静气、平衡身心、舒解压力、消除疲劳、安抚情绪、促进睡眠的功效。其花可供欣赏，还可提炼成芳香油，该精油能消除异味、抑制细菌，并能安抚情绪、舒缓压力、振奋精神、促进情欲、增强免疫力。经常取风信子花瓣上的露珠擦身体，可使肌肤更加光滑细腻。

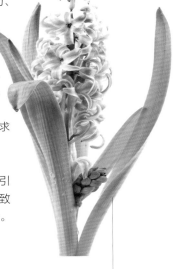

◎ 习性：喜阳光充足和比较湿润的环境，要求排水良好和肥沃的沙质土壤。

◎ 分布：全国各地广泛栽培。

◎ 宜忌：风信子球茎有毒性，如果误食，会引起头晕、胃痉挛、腹泻等症状，严重时可导致瘫痪并可致命。对花粉过敏者忌食，孕妇忌食。

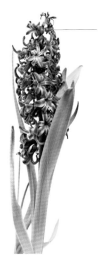

小花 10~20 朵密生上部，横向或下倾，漏斗形

叶 4~9 枚，狭披针形，肉质，上有凹沟，绿色有光

花茎肉质，长 15~45 厘米，总状花序顶生

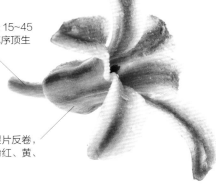

花被筒形，檐部裂片反卷，有紫、玫瑰红、粉红、黄、白、蓝等色

药用部位：花朵 ｜ **小贴士：** 花朵在沸水中焯熟，捞出用清水浸泡以去除异味，可凉拌、炒食

水仙

　　水仙具有消肿化淤、清热解毒、止痛的功效，水煎内服可辅助治疗鱼骨鲠、过累痨伤等，外用时捣碎外敷或取其汁液涂于患处，可治疮毒、虫咬、跌打损伤。误食水仙球茎会导致恶心、呕吐、腹痛等症状，严重时需尽快找医生治疗。

○习性：喜阳光充足，能耐半阴，不耐寒。性喜温暖、湿润的环境，又要排水良好的土壤。

○分布：湖北、江苏、上海、福建等长江以南地区。

○宜忌：水仙的球茎有毒，不宜内服。如果较大量地食用其球茎，会有温和的毒性。

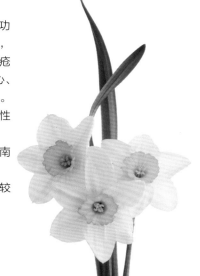

茎叶光滑具白粉 ————

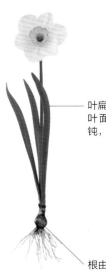

—— 叶扁平带状，苍绿，叶面具霜粉，先端钝，叶脉平行

伞形花序，花瓣 6 枚，多为白色，副冠杯形，鹅黄或鲜黄色

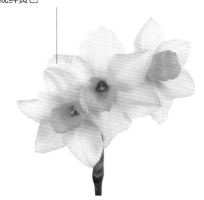

—— 根由茎盘上长出，肉质，圆柱形，无侧根，质脆弱，易折断，断后不能再生

药用部位：花朵　｜　小贴士：花朵在沸水中焯熟后，捞出浸泡几个小时去除异味，可凉拌、炒食

別名：草桂花、四桃克、草紫罗兰
性味：味辛，性温　归经：入肺经

紫罗兰

　　紫罗兰具有清热解毒、清除异味、滋润肌肤、除皱抗斑、养颜美白的功效，入药可清润呼吸道，有效调理支气管炎。将新鲜的紫罗兰花清水洗净，水煮 15 分钟至沸，过滤后代茶饮，并将过滤后的渣冷却后敷到脸上，能有效祛痘。

◎ 习性：喜冷凉的气候，忌燥热，喜通风良好和阳光充足的环境，但也稍耐半阴。

◎ 分布：大城市中常有引种，栽于庭园花坛或温室中。

◎ 宜忌：尤适宜面部痘痘、痤疮、面部色斑、暗沉、无光泽、口腔异味患者。

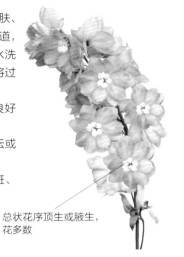

总状花序顶生或腋生，花多数

花紫色或紫红色

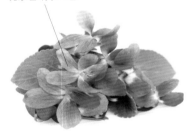

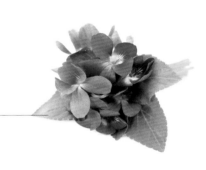

叶片长圆形至倒披针形或匙形，全缘或呈微波状

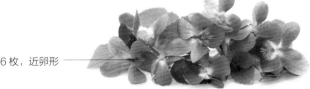

花瓣 6 枚，近卵形

药用部位：花朵　**小贴士：花朵晒干后可泡茶饮，适宜搭配玫瑰花、薄荷、金盏花、桂花等**

別名：草玉玲、君影草、香水花、鹿铃、小芦铃
性味：味苦，性温　　归经：入心、肾经

铃兰

　　铃兰具有强心、利尿、止血的功效，入药可辅助治疗心颤、充血性心力衰竭、高血压及肾炎引起的左心衰竭。取铃兰、益母草各15克，红白鸡冠花、红毛七各10克，7.5克红花，5克石泽兰，水煎内服，黄酒为引，可治白带异常、崩漏；取15克铃兰，10克红三七，5分红白二丸，25克四块瓦，水煎内服，黄酒为引，能改善跌打损伤。

◎习性：喜凉爽、湿润和半阴的环境，极耐寒，忌炎热干燥。

◎分布：黑龙江、吉林、辽宁、内蒙古、河北、山西、山东等地。

◎宜忌：各个部位均有毒，特别是叶子，甚至是保存鲜花的水也会有毒，慎食。

总状花序，具多数小花，白色

植株矮小，全株无毛，高18~30厘米，常成片生长

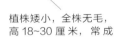

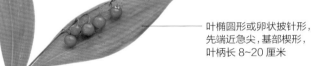

叶椭圆形或卵状披针形，先端近急尖，基部楔形，叶柄长8~20厘米

入秋结圆球形、暗红色浆果，有毒，内有椭圆形种子4~6粒，扁平

花较小，钟状下垂，檐部浅裂，裂片稍反卷

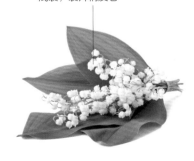

药用部位：全草　小贴士：5~7月采收全草，除去泥土，晒干

别名：慈姑花、水芋、野芋、海芋百合

性味：味淡，性寒　　归经：入肺经

马蹄莲

马蹄莲具有清热排毒、消肿止痛的功效。其茎捣烂外敷创伤处，可防破伤风。取适量新鲜的马蹄莲块捣烂外敷可辅助治疗烫伤。其叶水煮可治轻微头痛，但使用时需遵医嘱。

◎ 习性：性喜温暖气候，不耐寒，不耐高温，喜疏松肥沃、腐殖质丰富的黏土。

◎ 分布：北京、江苏、福建、台湾、四川、云南及秦岭地区。

◎ 宜忌：块茎、佛焰苞和肉穗花序有毒，内含大量草本钙结晶和生物碱，误食会引起昏眠等中毒症状。

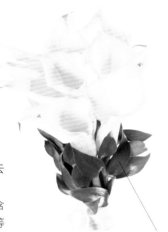

叶片较厚，绿色，心状箭形或箭形，先端锐尖、渐尖或具尾状尖头，基部心形或戟形，全缘

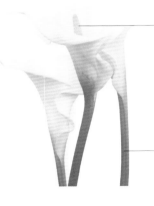

肉穗长 6~9 厘米，粗 4~7 毫米，黄色，雌花序长 1~2.5 厘米；雄花序长 5~6.5 厘米

花序柄较长，光滑

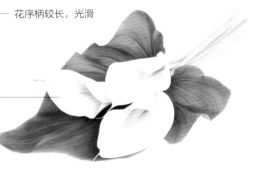

花序圆柱形，佛焰苞管部短，檐部略后仰，锐尖或渐尖

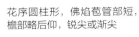

药用部位：花朵 ┃ **小贴士：** 花朵在沸水中焯熟后，在清水中浸泡一天一夜，可凉拌、炒食

迷迭香

　　迷迭香具有祛风湿、强肝脏、促循环、助消化的功效，入药可辅助治疗风湿疼痛、动脉硬化、失眠多梦、头晕心悸、消化不良等多种疾病，还可以降低血糖、强化肝功能、促进血液循环、调理肌肤油腻、刺激毛发再生，改善语言、视觉、听力方面的障碍，增强注意力。

⊃习性：喜温暖气候，较能耐旱，土壤以富含沙质、排水良好的为佳。

⊃ 分布：原产欧洲及北非地中海沿岸，魏朝时即被引入中国，园圃中偶有引种栽培。

⊃ 宜忌：尤适宜失眠多梦、心悸头痛、消化不良、胃胀气、风湿痛、四肢麻痹患者。

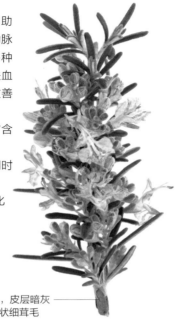

茎及老枝圆柱形，皮层暗灰色，密被白色星状细茸毛

叶片线形，革质，上面稍具光泽，近无毛

花近无梗，对生，少数聚集在短枝的顶端组成总状花序

叶常常在枝上丛生，具极短的柄或无柄

花冠蓝紫色，外被疏短柔毛，内面无毛

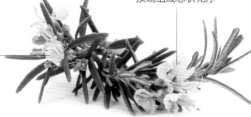

药用部位：花朵 | **小贴士：花朵焯熟后可凉拌、炒食、蒸食、做饺子馅，晒干后可泡茶饮**

别名：龙头花、狮子花、龙口花、洋彩雀
性味：味苦，性凉　　归经：入肝经

金鱼草

　　金鱼草具有清热解毒、活血通络、消肿排脓的功效。可将其碾碎后用水煎内服，能辅助治疗夏季热感冒和头疼脑热症状；还可以捣烂外敷于患处，对治疗扭伤、跌打肿痛、疮疡肿毒也有较好的作用。

◯ 习性：较耐寒，也耐半阴，耐湿，怕干旱。

◯ 分布：全国各地庭园栽培，有时逸为野生。

◯ 宜忌：此植物有毒性，误食可能会引起喉舌肿痛、呼吸困难、胃疼痛；皮肤过敏者接触后会感到瘙痒。所以，药用必须听从医嘱。

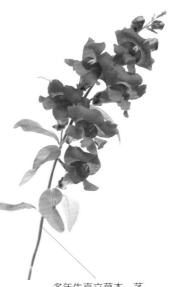

多年生直立草本，茎基部无毛，中上部被腺毛，基部有时分枝

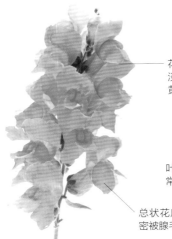

花冠颜色多种，有白、淡红、深红、肉色、深黄、浅黄、黄橙等色

叶下部的对生，上部的常互生，具短柄

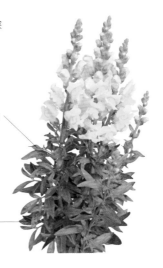

总状花序顶生，密被腺毛

叶片无毛，披针形至矩圆状披针形，全缘

药用部位：花朵　　小贴士：花朵用水焯熟后可凉拌或炒食，晒干后可泡茶饮

别名：柳叶桃、半年红、甲子桃
性味：味苦，性寒　　归经：入心、肺、肾经

夹竹桃

　　夹竹桃具有平喘祛痰、止痛化淤、强心利尿的功效，水煎内服可辅助治疗咳嗽气喘、心力衰竭、癫痫、闭经等病症，捣碎外敷可消除肿痛，治跌打损伤。其根、茎、叶、花、皮均有强心功效。取 7 片夹竹桃叶，加适量黏米，一同捣烂，再加片糖煮粥吃，可缓解哮喘病，但不宜多食。

◯ 习性：喜光照，喜温暖湿润气候，不耐寒，忌水渍，耐一定程度空气干燥。适宜生于排水良好、肥沃的中性土壤，微酸性、微碱土也能适应。

◯ 分布：全国各地均有栽培。

◯ 宜忌：叶及茎皮有剧毒，入药煎汤或研末，均宜慎用。有堕胎的功效，孕妇忌食。

枝条灰绿色，含水液，嫩枝条具棱，被微毛，老时毛脱落

叶狭披针形，全缘，中脉显著

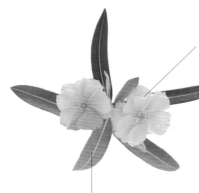

聚伞花序顶生，着花数朵，花冠深红色或粉红色，栽培演变有白色或黄色

叶面深绿，无毛，叶柄扁平，基部稍宽，幼时被微毛，老时毛脱落，叶柄内具腺体

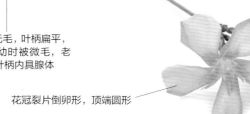

花冠裂片倒卵形，顶端圆形

药用部位：花朵　**小贴士：花朵在沸水中焯熟后，用清水浸泡以去除苦味，可凉拌、炒食**

薰衣草

薰衣草具有清心安神、缓解神经、改善睡眠、祛疤祛痘、美容养颜、镇定止痛、调节内分泌的功效，它是美颜佳品，有"芳香药草"的美誉，作为护肤品、化妆品的重要成分，它能改善粉刺、脓肿、湿疹、平衡皮脂分泌、加速伤口愈合、促进细胞再生。还可以捣烂外敷，治烧烫灼晒伤，抑制细菌、减少疤痕。

◑ 习性：喜阳光、耐热、耐旱、极耐寒、耐瘠薄、抗盐碱，栽培的场所需日照充足，通风良好。

◑ 分布：新疆的天山北麓。

◑ 宜忌：薰衣草粉是通经药，妇女怀孕初期应避免使用。

分枝被星状茸毛，在幼嫩部分较密；老枝灰褐色或暗褐色，皮层作条状剥落

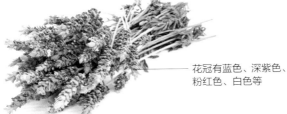

花冠有蓝色、深紫色、粉红色、白色等

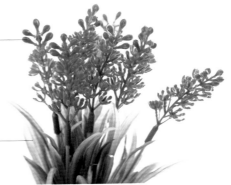

轮伞花序在枝顶聚集成间断或近连续的穗状花序

叶线形或披针状线形，被密的或疏的灰色星状茸毛

药用部位：花朵　小贴士：花朵晒干后可泡茶饮，也可与其他花茶一同泡饮，美容效果更佳

天竺葵

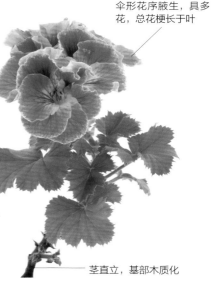

伞形花序腋生，具多花，总花梗长于叶

　　天竺葵具有镇痛止血、抗菌杀毒、排毒利尿、美容养颜的功效，它能适用于所有皮肤，有平衡皮脂分泌、深层净化的效用，能快速催生新细胞，减少皮肤疤痕，消除妊娠纹，美容养颜功效显著。使用天竺葵精油可促进胸部发育，防治乳腺增生。

◉习性：喜温暖、湿润和阳光充足的环境，耐寒性差，怕水湿和高温。适宜肥沃、疏松和排水良好的沙质土壤。

◉ 分布：全国各地普遍栽培。

◉ 宜忌：一般人群皆可食用，尤适宜面部暗黄、疤痕、妊娠纹、湿疹、灼伤、带状疱疹患者。天竺葵性凉，孕妇慎食。

茎直立，基部木质化

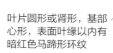

花瓣红色、橙红、紫红、粉红或白色，宽倒卵形

叶互生，边缘波状浅裂

叶片圆形或肾形，基部心形，表面叶缘以内有暗红色马蹄形环纹

药用部位：花朵　**小贴士：花朵晒干后可泡茶饮，也可用沸水焯熟后凉拌**

小苍兰

小苍兰具有清热凉血、止痢止血、安神益气、消肿止痛的功效。取适量水煎内服可辅助治疗吐血、便血、崩漏、痢疾、神情恍惚、失眠多梦等病症，还可以取鲜品捣烂外敷于患处，改善疮肿、毒蛇咬伤、外伤出血症状。

◎ 习性：性喜温暖湿润环境，要求阳光充足，但不能在强光、高温下生长。适宜生长温度 15~25℃，宜于疏松、肥沃的沙质土壤生长。

◎ 分布：南方多露天栽培，北方多盆栽。

◎ 宜忌：一般人群皆可食用，尤适宜失眠多梦、心神不宁、崩漏痢疾、外伤出血、吐血便血患者。

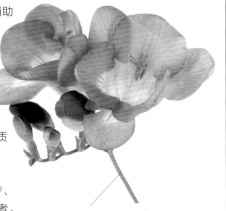

花茎直立，上部有 2~3 个弯曲的分枝，下部有数枚叶

花直立，有香味，花被管喇叭形，外轮花被裂片卵圆形或椭圆形

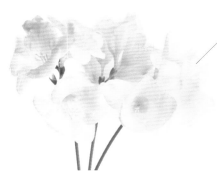

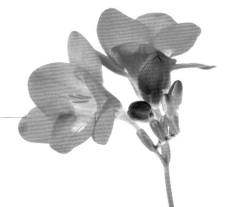

花色有鲜黄、洁白、橙红、粉红、雪青、紫、大红等

别名：曼珠沙华、曼荼罗、满达、曼扎、曼达、醉心花
性味：味辛、苦，性温　　归经：入肝、脾经

曼陀罗

曼陀罗具有平喘、祛风、镇痛的功效。中医研究发现，曼陀罗入药可辅助治疗气喘、咳嗽、神经痛、风湿痹痛、疮疖肿毒等病症。取其籽 5 克，泡酒 300 毫升服用，每次 15 毫升，可改善跌打损伤；取其籽 1 对，加 16 个橡碗，捣碎水煎，沸腾 3~5 遍，加入朴硝热洗，可改善脱肛之症。

◎ 习性：喜温暖、向阳及排水良好的沙质土壤。常生于住宅旁、路边或草地上。

◎ 分布：全国各地。

◎ 宜忌：无淤积、体虚者忌用。全草有毒，以果实特别是种子毒性最大，嫩叶次之。

茎粗壮，圆柱状，淡绿色或带紫色，下部木质化

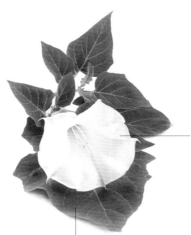

花单生于枝杈间或叶腋，花冠漏斗状，下半部带绿色，上部白色或淡紫色

叶广卵形，顶端渐尖，基部不对称楔形，有不规则波状浅裂

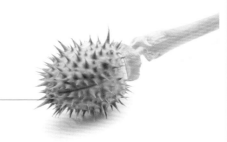

蒴果直立生，卵状，表面生有坚硬针刺或有时无刺而近平滑，成熟后淡黄色

药用部位：花朵、茎叶　｜　小贴士：花刚初放时采摘，种子老熟时采摘，夏秋采全草鲜用或晒干

別名：金盏花、黄金盏、长生菊、醒酒花、常春花、金盏
性味：味苦，性寒　　归经：入肝、大肠经

金盏菊

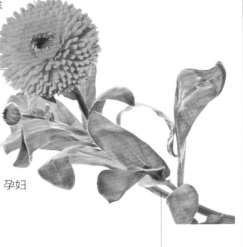

　　金盏菊具有清热祛火、行气活血、杀菌消炎、养颜美容的功效，其叶、花对葡萄球菌、链球菌有抵抗作用，可入药治疗青春痘、痤疮，修护疤痕，改善肌肤状况。取 10 朵金盏菊鲜花，加少许冰糖，水煎服，可缓解肠风便血。

◎ 习性：喜阳光充足的环境，适应性较强，但怕炎热。以疏松、肥沃、微酸性土壤最好。能自播，生长快，较耐寒。

◎ 分布：全国各地。

◎ 宜忌：尤适宜面部痤疮、青春痘、疤痕、疝气、肠风便血患者。金盏菊性寒，孕妇忌食。

株高 30~60 厘米，为二年生草本植物，全株被白色茸毛

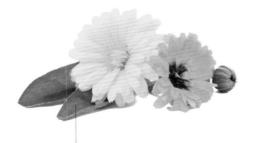

舌状花金黄或橘黄色，筒状花黄色或褐色

单叶互生，椭圆形或椭圆状倒卵形，全缘，基生叶有柄，上部叶基抱茎

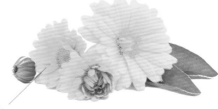

头状花序单生茎顶，形大，舌状花一轮或多轮平展

药用部位：花朵　｜　小贴士：金盏菊茶以一大匙干燥金盏菊花瓣冲泡而成，闷 3~5 分钟即可

別名：西红花、藏红花
性味：味甘，性平　　归经：入心、肝经

番红花

　　番红花具有安神解郁、调经活血、消肿散淤、凉血镇痛的功效，入药可辅助治疗烦闷郁结、惊悸恍惚、女性经闭、月经不调、产后淤血、吐血、伤寒发狂、麻疹、跌打损伤等病症。取 2 克番红花，加 15 克丹参、30 克益母草、12 克香附，水煎服，对治痛经闭经、产后腹痛颇为有效。

◎ 习性：喜冷凉湿润和半阴的环境，较耐寒，宜排水良好、腐殖质丰富的沙质土壤。

◎ 分布：主要种植于西班牙、法国、西西里岛、意大利亚平宁山脉以及伊朗和克什米尔等地区。

◎ 宜忌：月经过多者及孕妇禁服。

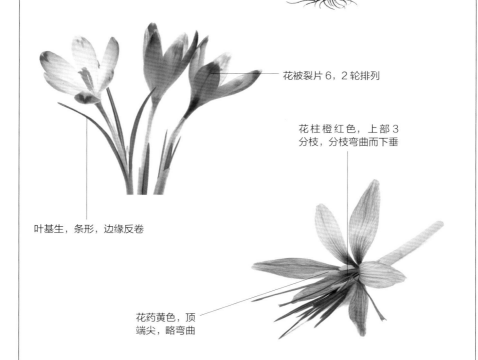

花淡蓝色、红紫色或白色，有香味

球茎扁圆球形，直径约 3 厘米，外有黄褐色的膜质包被

花被裂片 6，2 轮排列

花柱橙红色，上部 3 分枝，分枝弯曲而下垂

叶基生，条形，边缘反卷

花药黄色，顶端尖，略弯曲

药用部位：花朵 ｜ 小贴士：以身长、色紫红、滋润而有光泽、黄色花柱少、味辛凉者为佳

別名: 铧头草、光瓣堇菜、犁头草
性味: 味苦、辛，性寒　　归经: 入心、肝经

紫花地丁

　　紫花地丁具有清热解毒、散结消肿、止痛凉血的功效，水煎内服可辅助治疗咽炎、痢疾、黄疸、乳腺炎、目赤疼痛等病症，还可以取其鲜品，捣碎外敷于患处，可缓解疔毒痈疮、红肿热痛、毒蛇咬伤、跌打损伤。取适量的紫花地丁，与夏枯草、玄参、贝母、牡蛎一同煎服，能改善颈项瘰疬结核。

◎ 习性: 喜半阴的环境和湿润的土壤，耐寒、耐旱，对土壤要求不严。

◎ 分布: 黑龙江、吉林、辽宁、内蒙古、河北、山西、陕西、甘肃、山东、江苏、安徽、浙江、江西、福建、台湾、河南、湖北、湖南、广西、四川、贵州、云南等地。

◎ 宜忌: 阴疽漫肿无头及脾胃虚寒者慎服。

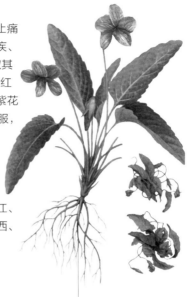

根茎短，垂直，淡褐色，节密生，有数条细根

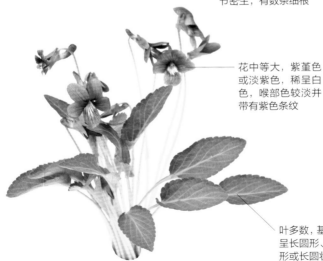

花中等大，紫堇色或淡紫色，稀呈白色，喉部色较淡并带有紫色条纹

叶多数，基生，莲座状，呈长圆形、狭卵状披针形或长圆状卵形

药用部位: 茎叶、花朵 ┃ 小贴士: 嫩茎叶放入水中略微焯一下，捞出后可凉拌、炒食，或炖汤

紫菀

紫菀具有润肺止咳、化痰排毒、下气利尿、杀菌止血的功效，入药可辅助治疗肺虚肺痿、痰多咳喘、小便不利等病症作用明显。其叶水煎内服可治霍乱呕吐不止和呕吐下泻后的抽筋。取适量干品研末，温水冲服，可缓解产后下血。

○习性：喜温暖湿润气候，耐涝，怕干旱，耐寒性较强。对土壤要求不严，除盐碱地和沙质土壤外均可种植。

○分布：东北、西北、华北地区均有分布，主产于河北、安徽、东北及内蒙古等地。

○宜忌：一般人群皆可食用，尤适宜肺痿肺痈、咳吐脓血、小便不利、痰多喘咳患者。有实热者慎服。

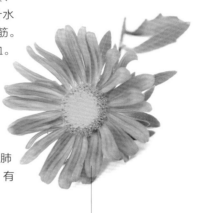

舌状花蓝紫色，
筒状花黄色

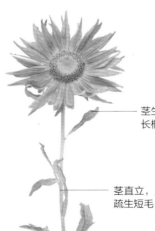

茎生叶互生，卵形或
长椭圆形，渐上无柄

茎直立，上部
疏生短毛

头状花序排成伞房状

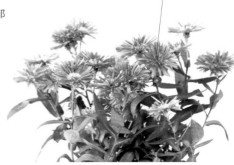

药用部位：嫩苗、根、花朵　｜　小贴士：嫩苗经沸水焯熟后可凉拌，也可炒食，如紫菀炒肉丝

別名：连壳、黄花条、黄链条花、黄奇丹、青翘、落翘、空壳、空翘
性味：味苦，性凉　　归经：入肺、心、胆经

连翘

连翘具有清热解毒、消炎抗菌、降压、利尿、止痛、强心的功效，入药可辅助治疗风热感冒、心烦胸闷、喉咙疼痛、口舌生疮、急性肾炎等病症。取其叶水煎内服可缓解痢疾、高血压、咽喉肿痛病症。

⊙ 习性：喜温暖湿润气候，也很耐寒，耐干旱瘠薄，怕涝，不择土壤。

⊙ 分布：辽宁、河北、河南、山东、江苏、湖北、江西、云南、山西、陕西、甘肃等地。

⊙ 宜忌：脾胃虚弱、气虚发热、痈疽已溃、脓稀色淡者忌服。

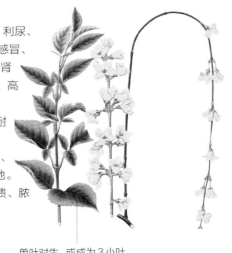

单叶对生，或成为3小叶，叶片卵形、长卵形、广卵形以至圆形

花冠基部管状，金黄色，通常具橘红色条纹

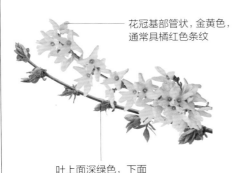

叶上面深绿色，下面淡黄绿色，两面无毛

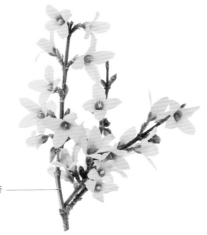

枝开展或伸长，稍带蔓性，常着地生根，小枝稍呈四棱形

药用部位：花朵 ｜ 小贴士：青翘以干燥、色黑绿、不裂口者为佳；老翘以色棕黄、壳厚者为佳

別名：对坐草、黄疸草
性味：味淡，性平　　归经：入肝、胆、肾、膀胱经

过路黄

　　过路黄具有清热解毒、祛风散寒、消肿化淤、利水的功效，其入药可辅助治疗头痛、风热咳嗽、咽喉肿痛、腹泻等病症，还可以和其他中药材搭配，对治疗黄疸、胆结石、体寒腹痛、赤白带下、月经不调等症有益处。

◎ 习性：喜阴湿环境，不耐寒。适宜肥沃疏松、腐殖质较多的沙质土壤。

◎ 分布：江西、浙江、湖北、湖南、广西、贵州、四川、云南等地。

◎ 宜忌：尤适宜黄疸初起、胆结石、月经不调、赤白带下、面寒腹痛患者。

花单生于叶腋，花冠黄色

叶对生，卵圆形、近圆形或肾圆形

药用部位：花朵　｜　小贴士：嫩苗及未开花嫩叶洗净用沸水稍浸烫后，换清水浸泡，可炒食

別名：羊角菜、罗罗葱、谷罗葱、兔儿奶　　性味：味苦，性寒　　归经：入肺、肝、心经

鸦葱

　　鸦葱具有清热、消肿、解毒、活血的功效，可取 15~25 克鲜品水煎内服，可辅助治疗五痨七伤、乳腺炎等，还可以捣烂外敷，可改善痈疽、虫蛇咬伤以及女性乳房肿胀等症。

◎ 习性：喜温暖湿润的环境，但在干旱条件下也有极强的生命力。

◎ 分布：北京、黑龙江、吉林、辽宁、内蒙古、河北、山西、陕西、宁夏、甘肃、山东、安徽、河南等地。

◎ 宜忌：一般人群皆可服用，尤适宜疗疮痈疽、五痨七伤、毒蛇咬伤、蚊虫叮咬、乳腺炎患者。

基生叶多数，椭圆状披针形或长圆状披针形

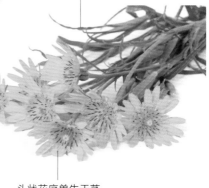

头状花序单生于茎顶，舌状花黄色，干时淡紫红色

药用部位：花朵　｜　小贴士：采集夏季的嫩茎叶在沸水中焯熟后，可凉拌或炒食

別名：萝卜海棠、兔耳花、兔子花、一品冠、篝火花、翻瓣莲
性味：味辛、甘，性平　　归经：入心、肺经

仙客来

　　仙客来具有祛风止痛、振奋精神、帮助睡眠的功效，它的叶片能抵抗并吸收有毒气体二氧化硫，经过氧化作用将其转化为低毒或无毒的硫酸盐等物质，而且还具有加湿功能，在密闭的空调房里，可保护皮肤，维持身体水分平衡。

◯ 习性：喜凉爽、湿润及阳光充足的环境。

◯ 分布：全国各地广为栽培。

◯ 宜忌：误食可能导致腹泻、呕吐，皮肤接触后可能会引起皮肤红肿瘙痒。

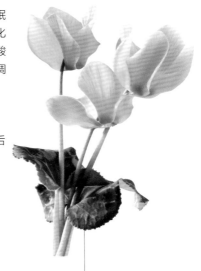

花单生于花茎顶部，花瓣长圆状卵形，向上反卷，犹如兔耳

叶片心状卵圆形，先端稍锐尖，边缘有细圆齿

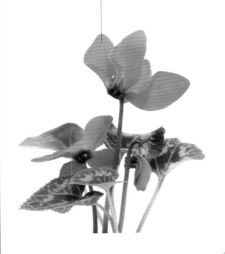

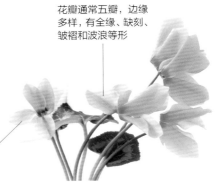

花瓣通常五瓣，边缘多样，有全缘、缺刻、皱褶和波浪等形

花有白、粉、玫红、大红、紫红、雪青等色，基部常具深红色斑

药用部位：花朵　｜　小贴士：适宜在家庭中点缀于有阳光的几架、书桌上

別名：裂叶沙参
性味：味甘，性寒　　归经：入肺、胃经

展枝沙参

　　展枝沙参具有润肺、止咳、祛痰、益气、暖胃的功效，入药可辅助治疗肺热咳嗽、病后气虚、痰多黄稠、气管炎、百日咳等病症。取9克展枝沙参、9克百部、10克麦冬，水煎服，每天1次，可缓解痉挛性咳嗽；取9克展枝沙参、6克麦冬、3克甘草，用开水冲泡饮用，能止咳。

◐习性：喜温暖凉爽和光照充足的气候条件，能耐阴、耐寒。

◐分布：河北、山西、吉林、黑龙江、辽宁、山东等地。

◐宜忌：一般人群皆可食用，胃寒脾虚、实热痰多、身热口臭者不宜用。

花序常为宽金字塔状，蓝色、蓝紫色，极少近白色

叶片菱状卵形至菱状圆形，叶边缘有锐锯齿

茎直立，无毛或具疏柔毛

药用部位：花朵 ｜ 小贴士：采集嫩叶后用沸水焯熟，洗净后凉拌，或与肉类炖食

別名：马头兰花、延命菊、春菊　　性味：味甘、苦，性微寒　　归经：入肺、肝经

雏菊

　　雏菊具有疏风解表、清肝明目、抗过敏、消肿等功效。雏菊含有氨基酸、挥发油和多种微量元素等营养物质，药用价值非常高。取雏菊的花朵，与茶同泡饮之，对身体有益。此外，雏菊还有很好的美白效果，对肤色暗沉、色素沉淀、红斑、蜕皮等皮肤问题具有较好的疗效。

◐习性：性喜冷凉气候，忌炎热。喜光，又耐半阴，对栽培地的土壤要求不严格。

◐分布：原产欧洲和地中海区域，现世界各地均有栽培。

◐宜忌：一般人群皆可食用，尤适宜风热感冒、肝火旺盛、视力疲劳者。

头状花序单生，直径2.5~3.5厘米，花片大多白色，全缘或先端有2~3齿

叶匙形，上半部边缘有疏钝齿或波状齿

药用部位：花朵 ｜ 小贴士：我国西南地区适宜种植中、小花单瓣或半重瓣品种

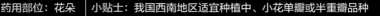

秋英

　　秋英具有清热、解毒、利尿、化湿的功效，取 5~10 克全草水煎内服可有效治疗急慢性痢疾、目赤肿痛等病症，还可以取其鲜品加适量红糖捣烂外敷，对缓解痈疮肿毒十分有效。

◆ 习性：喜温暖，不耐寒，忌酷热。喜光，耐干旱瘠薄，喜排水良好的沙质土壤。

◆ 分布：全国各地。

◆ 宜忌：一般人群皆可食用，尤适宜目赤肿痛、痈疮肿毒患者。脾胃虚寒者忌服，不可久服。

头状花序单生，花瓣紫红色、粉色或白色，倒卵形

叶二次羽状深裂，裂片线形或丝状线形

茎无毛或稍被柔毛

药用部位：花朵、茎叶　**小贴士：嫩茎叶焯熟后再用清水浸洗，可做汤、做馅、凉拌、炒食**

别名：红花羊蹄甲、洋紫荆、红花紫荆　　性味：味苦、涩，性凉　　归经：入心、肺经

紫荆花

　　紫荆花具有止血、健脾养胃、润肺止咳、消炎利湿的功效，它能全株入药，对治疗消化不良有益。其树皮能健脾燥湿，辅助治疗急性胃炎；其叶水煎内服缓解治咳嗽、便秘；其花是消炎杀菌的良药，多用于肺炎、肝炎、支气管炎。取 25 克紫荆皮，加对半的水和酒煎服，可改善产后诸淋。

◆ 习性：喜阳光，喜暖热湿润气候，不耐寒。喜酸性肥沃的土壤。

◆ 分布：我国南部。

◆ 宜忌：一般人群皆可食用，尤适宜咳嗽、便秘、消化不良患者。孕妇慎食。

叶革质，近圆形或阔心形，基部心形，有时近截平

分枝多，小枝细长，被毛

总状花序顶生或腋生，花瓣红紫色，具短柄，倒披针形

药用部位：花朵　**小贴士：盛开时繁英满树，宜作行道树、庭荫风景树**

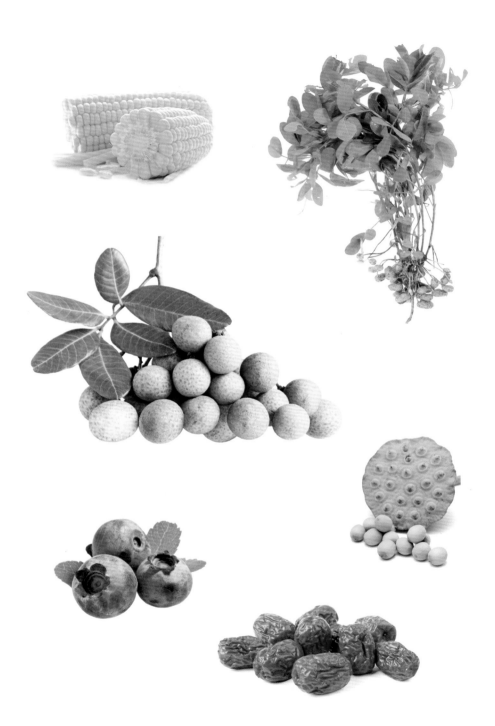

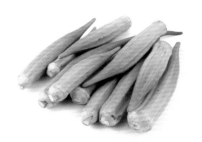

第四章
果籽类

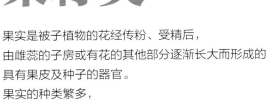

果实是被子植物的花经传粉、受精后，
由雌蕊的子房或有花的其他部分逐渐长大而形成的
具有果皮及种子的器官。
果实的种类繁多，
药用价值也各不相同。

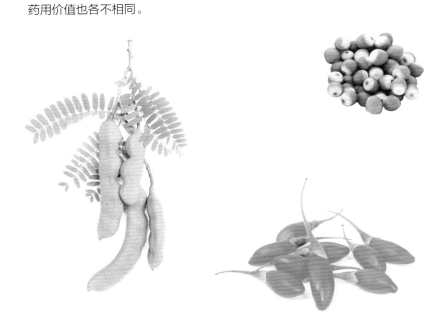

別名：包谷、苞米、棒子
性味：味甘，性平　　归经：入肝经、胆经

玉米

　　玉米具有利尿通便、开胃利胆、软化血管、延缓衰老的功效，可辅助治疗小便晦气、老年人习惯性便秘、慢性胆囊炎、动脉硬化、高血压、高脂血症等。玉米胚尖含有营养物质，可调节神经系统、促进新陈代谢、延缓细胞衰老，减少皱纹，使皮肤光滑细嫩，还在一定程度上减少肌肤长痘。

◎ 习性：喜温暖环境，种子发芽的最适温度为25~30℃，耗水量大。

◎ 分布：吉林、河南、山东、浙江、福建、云南、广东、广西、贵州、四川、陕西、甘肃、河北、安徽、新疆等地。

◎ 宜忌：患有干燥综合征、糖尿病、更年期综合征的人不宜食用。

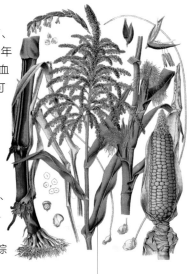

叶窄而长，边缘波状，于茎的两侧互生

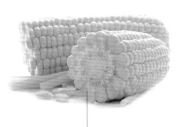

粒色多为黄色，间或有红、紫等色

果实外包变态叶，表面暗绿色，背面淡绿色，两面带纤毛，中脉较宽，白色

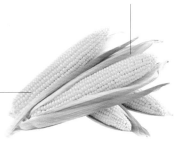

硬粒玉米含软淀粉少，干燥后顶不凹陷

药用部位：种子 | **小贴士：以苞大、籽粒饱满、排列紧密、软硬适中、质糯无虫者为佳**

别名：榆实、榆子、榆仁、榆荚仁、榆菜
性味：味甘、微辛，性平　　归经：入胃及大、小肠经

榆钱

榆钱具有清心安神、健胃利水、消炎杀菌的功效，水煎内服可辅助治疗失眠、怠倦乏力、小便不利、大便溏泄、脘腹胀满、小儿疳积、水肿、带下等病症，还可以捣烂外敷，可缓解烧烫伤、疮癣等。

● 习性：适应性强，抗风能力强，能耐干冷气候及中度盐碱。不耐水湿，但能耐雨季水涝。在土壤深厚、肥沃、排水良好之冲积土及黄土高原生长良好。

● 分布：东北、华北、西北及西南各省区。

● 宜忌：胃溃疡、十二指肠溃疡患者慎食。

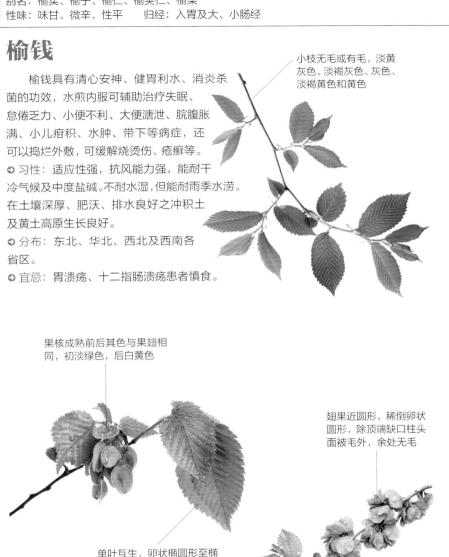

小枝无毛或有毛，淡黄灰色、淡褐灰色、灰色、淡褐黄色和黄色

果核成熟前后其色与果翅相同，初淡绿色，后白黄色

翅果近圆形，稀倒卵状圆形，除顶端缺口柱头面被毛外，余处无毛

单叶互生，卵状椭圆形至椭圆状披针形，缘多重锯齿

药用部位：果实　小贴士：果实最适宜生吃，也可洗净后与大米煮粥，拌以面做成窝窝头

別名：羊角豆、咖啡黄葵、毛茄、洋辣椒，补肾菜
性味：味苦，性寒　　归经：入肾、膀胱经

黄秋葵

　　黄秋葵具有健胃消食、消炎排毒、抗癌、增强免疫力的功效，水煎内服可治疗胃炎、胃溃疡，保护肝脏、增强人体耐力；其根、花、种子能治恶疮、痈疖；它本身含锌和硒等微量元素，可增强免疫力、抵抗癌症。它对男性中枢神经和性器官有刺激作用，故而有"植物伟哥"之称。

◎ 习性：喜温暖，怕严寒，耐热，以土层深厚、疏松肥沃、排水良好的土壤或沙质土壤为宜。

◎ 分布：全国各地。

◎ 宜忌：黄秋葵属于性味偏于寒凉的蔬菜，胃肠虚寒、功能不佳、经常腹泻的人不可多食。

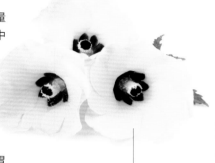

花大而黄，内面基部暗紫色

花瓣倒卵形，长 4~5 厘米

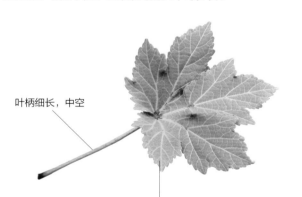

叶柄细长，中空

叶互生，掌状 3~7 裂，叶身有茸毛或刚毛

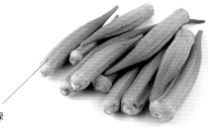

果为蒴果，先端细尖，略有弯曲，嫩果有绿色和紫红色

药用部位：嫩叶、果实　｜　小贴士：可凉拌、热炒、油炸等，烹饪之前须在沸水中烫几分钟

别名：鸡头米、鸡头莲、鸡头苞、刺莲藕、肇实
性味：味甘，性平　　归经：入心、肾、脾、胃经

芡实

　　芡实具有补中益气、消炎止痛、开胃助气、健脾补肾、提神消渴的功效，入药可辅助治疗体虚乏力、风湿性关节炎、腰背酸痛、小便频繁、遗精、白带异常、烦渴、肠胃不适、食欲不振、腹痛等病症。

◎ 习性：适应性强，喜温暖水湿，不耐霜冻和干旱。

◎ 分布：黑龙江、吉林、辽宁、河北、河南、山东、江苏、安徽、浙江、福建、江西、台湾、广西、湖南、湖北等地。

◎ 宜忌：芡实性涩滞气，一次忌食过多，否则难以消化。平素大便干结或腹胀者忌食。小儿不宜多食，否则对脾胃无益，难以消化。

叶的形状和大小随生育期的不同而变化

种仁球形，直径约1厘米

药用部位：果实 | **小贴士：芡实洗净后可直接生食，也可与其他原料配伍，熬成各种风味的粥**

别名：肉果、玉果、迦拘勒、顶头肉　　性味：味辛，性温　　归经：入脾、大肠经

肉豆蔻

　　肉豆蔻具有行气、消食、温中涩肠的功效，入药可辅助治疗虚寒泄泻、冷痢、消化不良、食少呕吐、脘腹胀痛等病症。肉豆蔻本身含肉豆蔻醚，能使人兴奋致幻，用量不宜过大，否则会引起中毒，出现神昏、惊厥、瞳孔散大的症状。

◎ 习性：喜热带和亚热带气候，抗寒性弱，以土层深厚、松软、肥沃和排水良好的土壤栽培为宜。

◎ 分布：广东、广西、云南有栽培。

◎ 宜忌：大肠素有火热、中暑热泄暴注、肠风下血、胃火齿痛、湿热积滞方盛、滞下初起者均不宜服肉豆蔻。

叶近革质，椭圆形或椭圆状披针形，两面无毛

小乔木，幼枝细长

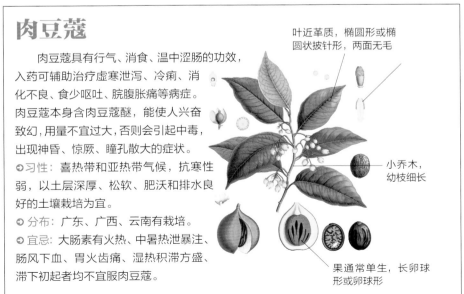

果通常单生，长卵球形或卵球形

药用部位：种仁 | **小贴士：炮制后贮干燥容器内，密闭，置阴凉干燥处，防蛀**

别名：白莲、莲实、莲米、莲肉
性味：味甘、涩，性平　　归经：入脾、肾、心经

莲子

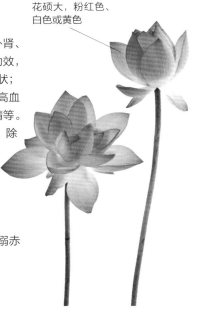

花硕大，粉红色、白色或黄色

　　莲子具有安神益智、滋养补虚、健脾补肾、益气固精、强心健脑、降血压、防癌症的功效，生莲子肉可辅助治疗虚烦、失眠、惊悸症状；莲子芯开水泡饮则可辅助治疗头晕脑涨、高血压和高热引起的烦躁、神志恍惚、梦遗滑精等。将带芯莲子用小火微煎食用，能清心火、除雀斑。

◎ **习性**：喜强光，对土质要求不严，喜高温多湿、日照充足又没有强风的地方，生长繁殖适温为 20~30℃。

◎ **分布**：全国各地。

◎ **宜忌**：凡疟、疸、疳、痔、气郁痞胀、溺赤便秘、食不运化患者皆应忌食。

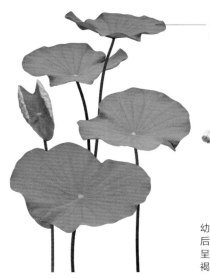

叶圆形，高出水面，有长叶柄，具刺，呈盾状生长

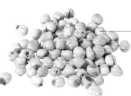

坚果椭圆形、卵形或卵圆形，千粒重1100~1400 克

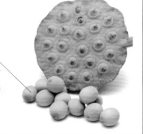

幼果期果皮绿色，革质，后由绿转褐色，成熟时呈棕褐色、灰褐色和黑褐色

药用部位：根、种子　　**小贴士：** 莲子最忌受潮受热，受潮容易虫蛀，因此，莲子应存于干爽处

红枣

　　红枣具有补血气、散郁结、健脾胃、抗过敏的功效，入药可辅助治疗贫血、高血压、急慢性肝炎、肝硬化、过敏性紫癜等病症。红枣中含黄酮类化合物，有镇静和降压作用，能抗疲劳，增强人体耐力，还能减轻毒性物质对肝脏的损害。

◎ 习性：比较抗旱，需水不多，适合生长在贫瘠的土壤。

◎ 分布：主产于山西、陕西、河北、山东、河南、甘肃等六大传统产枣大省及新疆新兴枣产区。

◎ 宜忌：红枣不可过量，吃多了会胀气。因红枣含糖量太高，糖尿病人最好少食用。宿疾、食积、便秘、龋齿、牙病作痛及痰热咳嗽患者不宜食用。

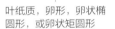

叶纸质，卵形，卵状椭圆形，或卵状矩圆形

叶缘具圆齿状锯齿，上面深绿色，无毛，下面浅绿色，无毛或仅沿脉被疏微毛

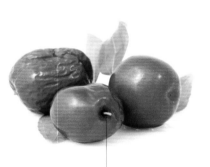

果梗长 2~5 毫米

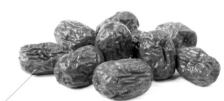

中果皮肉质，厚，味甜

药用部位：果实　｜小贴士：用于贮藏的红枣，要干燥适度，无破损、病虫、色泽红润

桂圆

　　桂圆具有益气补血、健脾养胃、养颜美容的功效，入药可辅助治疗头晕、失眠、心悸、思虑伤脾等病症，还可改善病后或产后体虚、脾虚所致失血问题。每天取30克桂圆嚼食，可缓解心悸怔忡。

◎ 习性：喜高温多湿，耐旱，耐酸，耐瘠，忌浸，在红壤丘陵地、旱平地生长良好。

◎ 分布：广东、广西、福建和台湾等地。

◎ 宜忌：尤适宜大脑神经衰弱、健忘和记忆力低下、年老气血不足、产后体虚乏力、营养不良引起的贫血患者食用。

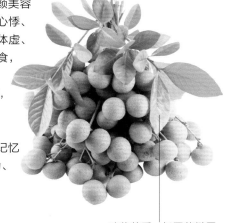

叶薄革质，长圆状椭圆形至长圆状披针形，两侧常不对称

小枝粗壮，被微柔毛，散生苍白色皮孔

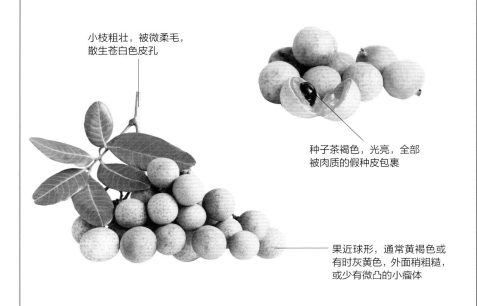

种子茶褐色，光亮，全部被肉质的假种皮包裹

果近球形，通常黄褐色或有时灰黄色，外面稍粗糙，或少有微凸的小瘤体

药用部位：果实　｜　小贴士：桂圆宜鲜食，变味的不要吃。每晚睡前吃5个桂圆，可养心安神

枸杞

　　枸杞具有滋肝补肾、益精补血、明目安神、软化血管、降血糖的功效，其入药可辅助治疗肝肾阴亏、阳痿遗精、腰膝酸软、目眩耳鸣、血虚萎黄、内热消渴等病症，对糖尿病和脂肪肝患者有一定的疗效，能缓解慢性肾衰竭疾病。

○ 习性：喜光照，耐盐碱，耐肥，耐旱，怕水渍，多生长在碱性土和沙质土壤，最适合在土层深厚、肥沃的壤土中栽培。

○ 分布：宁夏、甘肃、新疆、内蒙古、青海等地。

○ 宜忌：外感实热、脾虚泄泻者不宜食用。感冒发热、身体有炎症、腹泻、高血压患者最好别吃。枸杞一般不宜和过多茶性温热的补品一同进补，如桂圆、红参。

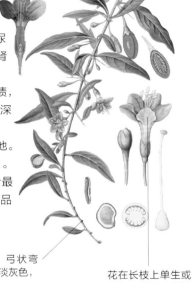

枝条细弱，弓状弯曲或俯垂，淡灰色，有纵条纹

花在长枝上单生或双生于叶腋，在短枝上则同叶簇生

叶卵形、卵状菱形、长椭圆形、卵状披针形，顶端急尖，基部楔形

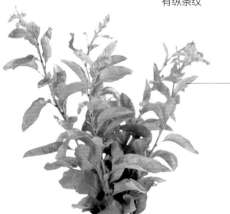

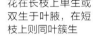

浆果红色，在栽培类型中也有橙色，顶端尖或钝

药用部位：果实　小贴士：枸杞可生食、煎汤、熬膏、浸酒，或加入茶水、羹汤、菜肴里常服

別名：草豆蔻、圆豆蔻、原豆蔻
性味：味辛，性温　　归经：入肺、脾、胃经

豆蔻

豆蔻具有燥湿散寒、健胃消食、行气温中的功效，入药可缓解胃寒腹痛、脘腹胀痛、呕吐、食欲不振等病症。取豆蔻、栀子各30克，混合研末，加适量姜汁糊成丸，米汤送服，每天2次，每次5克，可辅助治疗郁热胃痛。取3克豆蔻，加10克竹茹、3枚红枣、3克生姜，煎汁，红糖水调服，可改善妊娠呕吐。

叶片线状披针形，顶端渐尖，基部渐狭，两边不对称

种子类球形或椭圆形，具较明显的3钝棱及3浅沟

果球形，直径约3厘米，熟时金黄色

○ 习性：生于山沟阴湿处。

○ 分布：海南、云南、广西有栽培。

○ 宜忌：阴虚内热、胃火偏盛、口干口渴、大便燥结、干燥综合征及糖尿病患者忌食。

药用部位：种仁　小贴士：秋季果实由绿色转成黄绿色时采收，晒干生用，用时捣碎

別名：药玉米、水玉米、晚念珠　　性味：味甘、淡，性凉　　归经：入脾、肺、胃、大肠经

薏苡

薏苡有健脾利湿、清热排脓、美容养颜的功能，可用于脾虚腹泻、风湿痹痛、肺痈肠痈、肝硬化腹水、阑尾炎、扁平疣等症的治疗。薏苡仁中富含维生素 B1、维生素 E 和蛋白质分解酵素，常吃可以改善肤色，消除色斑、粉刺，并能使皮肤角质软化，使皮肤光泽细腻。薏苡仁还有降血脂、防癌等作用。

叶大型，线状披针形，绿色无毛

○ 习性：喜湿润的环境，多生于海拔200~2000米的池塘边、河沟里或山谷中。

○ 分布：我国大部分省份。

○ 宜忌：脾虚无湿者、孕妇及经期妇女忌服，阳虚怕冷、汗少、便秘者少食。

药用部位：种仁　小贴士：薏苡仁和赤小豆同煮而食有极佳的祛湿效果

别名：大蕉、芭苴、板焦、板蕉、大芭蕉头
性味：味甘，性寒　　归经：入心、肝经

芭蕉

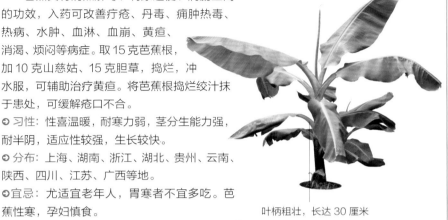

　　芭蕉具有清热解毒、利尿通便、润肠止渴
的功效，入药可改善疔疮、丹毒、痈肿热毒、
热病、水肿、血淋、血崩、黄疸、
消渴、烦闷等病症。取 15 克芭蕉根，
加 10 克山慈姑、15 克胆草，捣烂，冲
水服，可辅助治疗黄疸。将芭蕉根捣烂绞汁抹
于患处，可缓解疮口不合。

● 习性：性喜温暖，耐寒力弱，茎分生能力强，
耐半阴，适应性较强，生长较快。

● 分布：上海、湖南、浙江、湖北、贵州、云南、
陕西、四川、江苏、广西等地。

● 宜忌：尤适宜老年人，胃寒者不宜多吃。芭
蕉性寒，孕妇慎食。

叶柄粗壮，长达 30 厘米

叶片长圆形，先端钝，
基部圆形或不对称，
叶面鲜绿色，有光泽

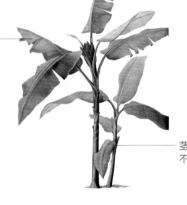

茎高达 3~4 米，
不分枝，丛生

浆果三棱状，长圆
形，近无柄

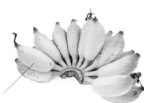

果肉质，熟时黄色

药用部位：果实　｜　小贴士：芭蕉香味浓郁，味道甜美，回味带酸

別名：通血图、木罕、曼姆、罗望子、酸豆、甜目坎
性味：味酸、甘，性凉　　归经：入胃、心经

酸角

　　酸角具有清热、消暑、解毒、止痛的功效，入药可辅助治疗气胀、腹泻、麻痹、瘫痪等疾病，还可预防坏血病，缓解酒精、曼陀罗中毒。将酸角与食盐拌用，可作为治风湿病的擦剂。取 25~30 克酸角，水煎内服可预防中暑，改善食欲不振、便秘、小儿疳积、妊娠呕吐等状况。

◎ 习性：生长在温热条件好、降雨少、海拔不超过 1500 米的旱坡地。

◎ 分布：福建、广东、广西、四川等省区的南部及海南、台湾等地。

◎ 宜忌：尤适宜腹泻、气胀、麻风病、麻痹、瘫痪患者。胃酸过多者不宜食用酸角。

花为腋生的总状花序或顶生的圆锥花序，花冠黄色有紫红色条纹

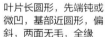

叶片长圆形，先端钝或微凹，基部近圆形，偏斜，两面无毛，全缘

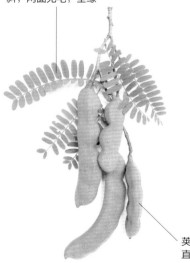

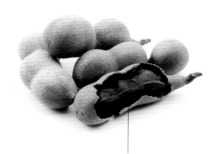

果实熟时红棕色，味酸

荚果肥厚肉质，圆筒形，直或微弯，灰褐色

药用部位：果实　｜　小贴士：酸角的果肉可直接生食，也可加工成高级饮料和食品

别名：红菇娘、挂金灯、戈力、灯笼草、洛神珠、泡泡草、菇蔫儿、菇茑
性味：味酸，性凉　　归经：入肺、脾经

酸浆

酸浆具有清热解毒、消炎抑菌、强心、降压、明目、利尿的功效，入药可辅助治疗气滞、肝炎、热咳、咽喉肿痛、急性扁桃体炎、水肿、小便不利、坏血病等病症。取适量干品研末，用水冲服，并加醋调敷喉外，可缓解热咳咽痛；分别取 25 克的酸浆、茅草根、五谷根，水煎服，可改善黄疸病症。

● 习性：适应性很强，耐寒，耐热，喜凉爽、湿润气候，喜阳光，不择土壤。

● 分布：甘肃、陕西、河南、重庆、湖北、四川、贵州和云南等地。

● 宜忌：有食之堕胎之弊，孕妇禁用，凡脾虚泄泻及痰湿者忌用。

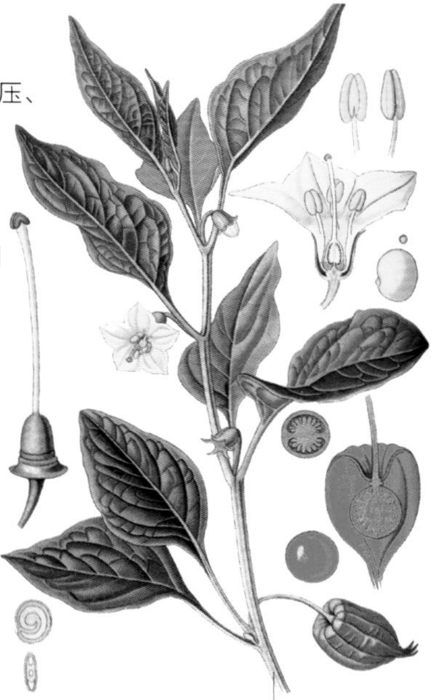

多年生草本，基部常匍匐生根

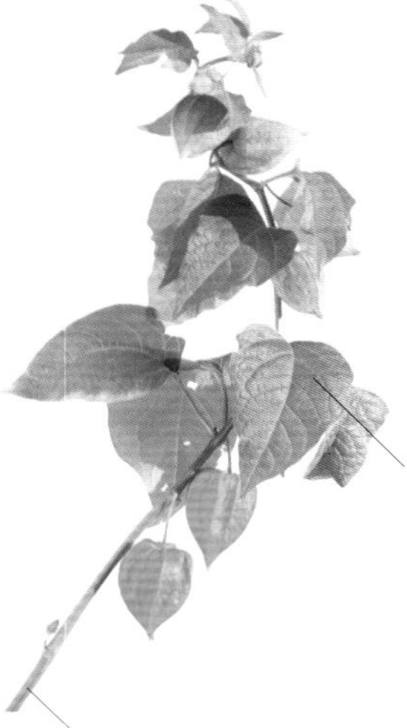

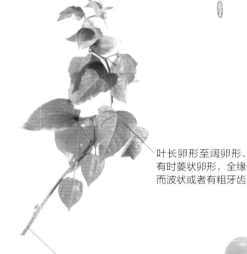

叶长卵形至阔卵形、有时菱状卵形，全缘而波状或者有粗牙齿

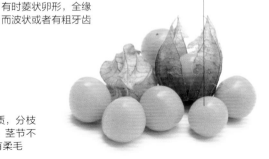

茎基部略带木质，分枝稀疏或不分枝，茎节不甚膨大，常被有柔毛

浆果球状，橙红色，直径 10~15 毫米，柔软多汁

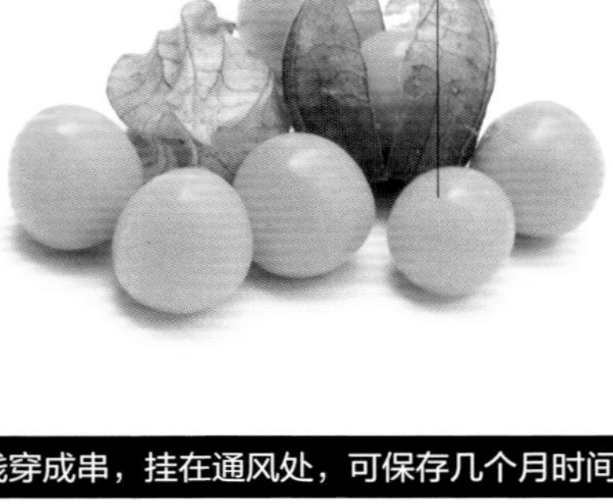

药用部位：果实 | **小贴士：将采收的酸浆果实用线穿成串，挂在通风处，可保存几个月时间**

别名：玄及、会及、五梅子、山花椒、壮味、五味、吊榴

性味：味酸，性温　　**归经：**入肺、肾、心经

五味子

　　五味子具有止咳平喘、滋肾润肺、收汗生津、益气安神的功效，入药可辅助治疗咳嗽气喘、肺虚、盗汗自汗、燥渴、梦遗滑精等病症。五味子常与补肾药合用，用于肺肾两虚所导致的虚咳气喘。五味子常配桑螵蛸、煅龙骨来治遗精。

◎ **习性：**喜微酸性腐殖土，野生植株生长在山区的杂木林中、林缘或山沟的灌木丛中，缠绕在其他林木上生长。

◎ **分布：**黑龙江、吉林、辽宁、内蒙古、河北、山西、宁夏、甘肃、山东等地。

◎ **宜忌：**外有表邪、内有实热、咳嗽初起、痧疹初发者忌服。

小枝灰褐色，皮孔明显

浆果球形，肉质，熟时深红色

花单性异株，生于叶腋，花被乳白色或粉红色

药用部位：果实	小贴士：以干瘪粒不超过 2%、无梗枝、杂质、虫蛀、霉变者为佳

别名：莽吉柿、山竺、山竹子　　**性味：**味甘、微酸，性平　　**归经：**入心、胃经

山竹

　　山竹具有健脾止渴、消炎镇痛、清热败火、滋阴润燥的功效，入药可辅助治疗脾虚腹泻、口干舌燥、口腔炎、湿疹、烧烫伤等。其果皮捣烂外敷有治疗烫伤的作用；其果肉性寒，适量食用可祛火，但不宜多吃。

◎ **习性：**对土壤的适应性广，以黏土为佳，排水条件要求高，最好的生长条件是温暖、潮湿、无雨季的地区。

◎ **分布：**泰国、越南、马来西亚、印度尼西亚、菲律宾等东南亚国家。

◎ **宜忌：**体质虚寒者不宜多吃。

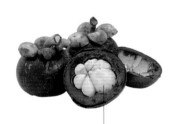

内果皮白色，由 4~8 瓣组成，为楔形，其中包含无融合生殖种子

最初果实的外果皮为绿色，上有红色条纹，接着整体变为红色，最后变为暗紫色

药用部位：果实	小贴士：果皮厚硬，先用刀把果皮切开，也可以用手将果皮捏出裂缝再掰开

別名：青果、谏果、山榄、白榄、红榄
性味：味甘、酸，性平　　归经：入肺、胃经

橄榄

　　橄榄具有消肿利咽、生津止渴、清肺排毒的功效，入药可缓解咽喉肿痛、烦热燥渴、肠胃不适、饮酒过度、轻微中毒等症状。当鱼骨鲠喉时，可用橄榄捣汁或煎浓汤含于口中，慢慢下咽，亦可细嚼咽汁，即可解决问题。去核橄榄肉适量，煎汤代茶饮，可缓解酒伤昏闷之症。

○ 习性：适应性广，河滩、洲地、山丘、坡地以及房前屋后、零星杂地均可种植。

○ 分布：福建、广东、广西、台湾、四川、浙江等地。

○ 宜忌：尤适宜咽喉肿痛、心烦口渴、饮酒过度及食鱼虾中毒患者。2岁以下幼儿不宜食用。

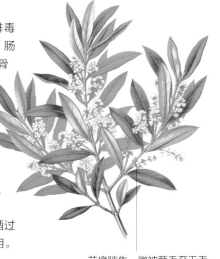

花序腋生，微被茸毛至无毛

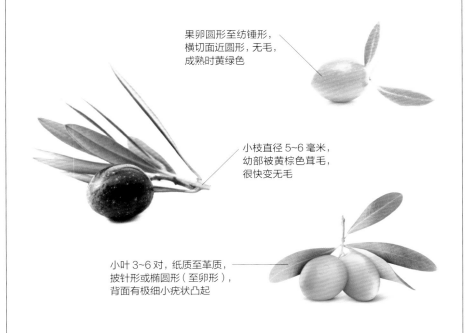

果卵圆形至纺锤形，
横切面近圆形，无毛，
成熟时黄绿色

小枝直径 5~6 毫米，
幼部被黄棕色茸毛，
很快变无毛

小叶 3~6 对，纸质至革质，
披针形或椭圆形（至卵形），
背面有极细小疣状凸起

药用部位：果实　**小贴士：橄榄洗净鲜用，或晾晒干燥用，或以盐水浸渍后晒干用**

別名：满洲茶藨子、山麻子、东北醋李、狗葡萄、山樱桃、灯笼果
性味：味酸，性温　　归经：入肝、脾、肾经

东北茶藨子

　　东北茶藨子具有清热解毒、增强免疫力的功效，入药可以预防和辅助治疗感冒。其果实含有丰富的维生素 C 和果胶酶，可直接当作水果食用，也可以加工成保健营养品，长期食用可以增强人体免疫力，预防坏死病等多种疾病。

◎ 习性：性喜阴凉而略有阳光之处，生于山坡或山谷针、阔叶混交林下或杂木林内。

◎ 分布：黑龙江、吉林、辽宁、内蒙古、河北、山西、陕西、甘肃、河南等地。

◎ 宜忌：具有解表的功效，适宜感冒、发热患者服用。

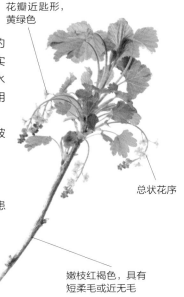

花瓣近匙形，黄绿色

总状花序

嫩枝红褐色，具有短柔毛或近无毛

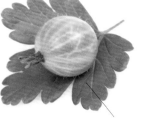

叶脉明显，叶缘具不整齐粗锐锯齿或重锯齿

叶宽大，基部心脏形，幼时两面被灰白色平贴短柔毛，成长时逐渐脱落

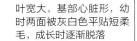

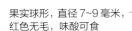

果实球形，直径 7~9 毫米，红色无毛，味酸可食

药用部位：果实　｜　小贴士：果肉可直接食用，也可制作果浆或造酒，种子可榨油

别名：山里果、酸里红、山里红果、赤爪实、棠棣子、羊棣
性味：味酸、甘，性微温　　归经：入脾、胃、肝经

山楂

　　山楂具有健脾开胃、活血散淤、软化血管、消食止痢的功效，入药可辅助治疗食积痰饮、腰痛疝气、产后腹痛、恶露不尽、小儿乳食停滞等疾病，还能在一定程度上软化、扩张血管，防治心血管疾病，增强心脏活力。

◎ 习性：稍耐阴，耐寒，耐干燥，耐贫瘠，在排水良好、湿润的微酸性沙质土壤中生长最好。

◎ 分布：山东、河南、河北、辽宁、山西、北京、天津等地。

◎ 宜忌：孕妇禁食，易促进宫缩，诱发流产。山楂不宜与海鲜、人参、柠檬、猪肝同食。

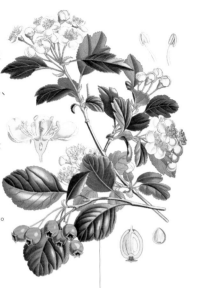

叶片三角状卵形至菱状卵形，基部截形或宽楔形

复伞房花序，花白色，后期变粉红色，有独特气味

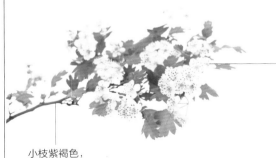

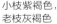

小枝紫褐色，老枝灰褐色

果实球形，熟后深红色，表面具淡色小斑点

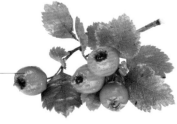

药用部位：果实 | 小贴士：山楂直接食用，也可制成山楂酒、山楂果茶，煮粥、炖汤

別名：决明、草决明、马蹄决明、假绿豆
性味：味苦、甘，性微寒　　归经：入肝、肾、大肠经

决明子

　　决明子具有润肠通便、明目安神、消肿利水的功效，入药可缓解大便秘结、头痛眩晕、目赤肿痛等症状。决明子茶有明目、通便、降压的作用。取决明子、菊花、蝉蜕、青葙子各15克，水煎服，可辅助治疗急性结膜炎。取决明子、郁李仁各18克，沸水冲泡代茶，可改善习惯性便秘。

◯ 习性：生于村边、路旁和旷野等处。

◯ 分布：安徽、广西、四川、浙江、广东等地。

◯ 宜忌：孕妇忌服，脾胃虚寒、气血不足者不宜服用。

花盛夏开放，腋生，花瓣5，黄色

偶数羽状复叶，叶柄上无腺体，纸质，倒心形或倒卵状长椭圆形

种仁四方形或短圆柱形，两端近平行，稍倾斜，绿棕色或暗棕色

药用部位：种子　**小贴士：以颗粒饱满、色绿棕者为佳**

別名：赤豆、相思豆、红饭豆、米赤豆　　性味：味甘、酸，性平　　归经：入心、小肠经

红豆

　　红豆具有消肿利水、祛热除湿、行气补血的功效，入药可辅助治疗水肿胀满、黄疸尿赤、风湿热痹、痈疮肿毒、心血不足等病症。红豆本身富含粗纤维物质，可帮助降血压、降血脂，改善心脏功能，而且还富含铁元素，对人体有利。

◯ 习性：喜湿润潮湿的气候，喜阴，耐旱，抗寒。

◯ 分布：山西、吉林、北京、天津、河北、陕西、山东、安徽、江苏、浙江、江西、广东、四川等地。

◯ 宜忌：红豆能通利水道，故尿多之人忌食。

干燥种子略呈圆柱形而稍扁，长5~7毫米，直径约3毫米

种皮赤褐色或紫褐色，平滑，微有光泽

质坚硬，不易破碎，除去种皮，可见两瓣乳白色于仁

药用部位：荚果　**小贴士：以身干、颗粒饱满、色赤红发暗者为佳**

桑葚

　　桑葚具有清心明目、安神益智、生津止渴、润肠通便的功效，入药可辅助治疗头痛眩晕、失眠多梦、耳鸣心悸、燥热消渴、大便干结、腰膝酸软等病症。常食桑椹可缓解眼睛疲劳干涩的症状，达到明目的效果。

◎ 习性：喜光照，对气候、土壤适应性都很强，耐寒，耐旱，不耐水湿。

◎ 分布：全国各地。

◎ 宜忌：尤适宜头晕目眩、耳鸣心悸、烦躁失眠、腰膝酸软患者。体虚便溏者不宜食用，儿童不宜大量食用。

树皮灰白色，有条状浅裂，根皮黄棕色或红黄色，纤维性强

聚合果未熟时黄白色或黄绿色

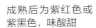

成熟后为紫红色或紫黑色，味酸甜

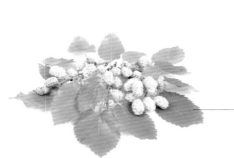

单叶互生，叶片卵形或宽卵形，先端锐尖或渐尖，基部圆形或近心形

药用部位：果实 ┃ **小贴士：桑葚有黑白两种，鲜食以紫黑色为补益上品，未成熟的不能吃**

別名：映日果、奶浆果、蜜果、树地瓜、文仙果
性味：味甘、微辛，性平　　归经：入脾、肺经

无花果

　　无花果具有清肠止泻、消肿解毒、止咳润肺的功效，入药可缓解肠胃不适、腹泻不止、咽喉肿痛、疥癣、痈疮、咳喘等病症。其根和叶多用于辅助治疗肠炎、腹泻、痈肿等，其果可清肠润肺，多用于改善腹泻、乳汁不足、食欲不振、疥癣、咽喉肿痛等病症。

◎ 习性：喜温暖湿润的海洋性气候，喜光照，喜肥，不耐寒，不抗涝，但较耐干旱。

◎ 分布：长江流域和华北沿海地区。

◎ 宜忌：适合色盲者吃，有助于视觉恢复。脂肪肝患者、脑血管意外患者、腹泻者不适宜食用，大便溏薄者不宜生食。

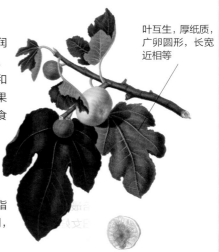

叶互生，厚纸质，广卵圆形，长宽近相等

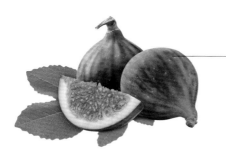

榕果单生叶腋，大而呈梨形，顶部下陷，成熟时紫红色或黄色

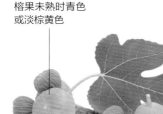

榕果未熟时青色或淡棕黄色

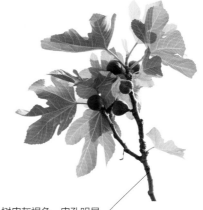

树皮灰褐色，皮孔明显，小枝直立，粗壮

药用部位：果实　小贴士：叶片宽大，果实奇特，夏秋果实累累，是优良的庭院绿化和经济树种

别名：丹荔、丽枝、离枝、火山荔、勒荔、荔支
性味：味甘、酸，性温　　归经：入心、脾、肝经

荔枝

　　荔枝具有理气散结、开胃益脾、补脑健身、补血安神、生津止渴、温中止痛的功效。其果肉和核可入药，能辅助治疗心气不顺、头晕胸闷、烦躁不安、呃逆、腹泻、疔疮、脓肿、颈淋巴结结核等病症。

◎ 习性：喜高温高湿，喜光向阳，其遗传性又要求花芽分化期相对低温，但最低气温在 −2~4℃又会遭受冻害。

◎ 分布：我国西南部、南部和东南部，尤以广东、广西和福建南部栽培最盛。

◎宜忌：出血病患者、妇女妊娠、虚火旺体质者、糖尿病患者均应忌食。

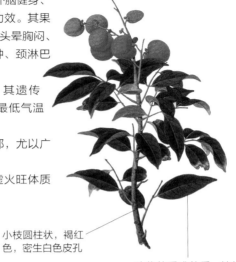

小枝圆柱状，褐红色，密生白色皮孔

叶薄革质或革质，披针形或卵状披针形，有时长椭圆状披针形

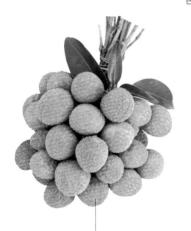

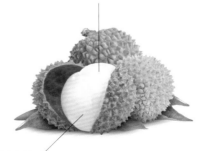

果鲜时肉白，经晒干后呈红色

果卵圆形至近球形，成熟时通常显暗红色至鲜红色

种子全部被肉质假种皮包裹

药用部位：果实　　小贴士：挑选荔枝时，不熟的荔枝头部呈尖状，表皮上的"钉"比较密集

白果

　　白果具有止咳平喘、化痰敛肺、止泻排毒、利尿通便、补脑润肤、保护肝脏、通畅血管的功效，入药可辅助治疗哮喘、咳嗽、痰多、泄泻、遗尿、尿频、脑供血不足、阿尔茨海默病等病症。白果本身含苦内酯，可改善高血压、脑血栓、冠心病等症状。

⊙ 习性：适于生长在水热条件比较优越的亚热带季风区。

⊙ 分布：山东、浙江、安徽、福建、江西、河北、河南、湖北、江苏、湖南、四川、贵州、广西、广东、云南等地。

⊙ 宜忌：有实邪者忌服，生食或炒食过量可致中毒。

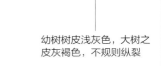

幼树树皮浅灰色，大树之皮灰褐色，不规则纵裂

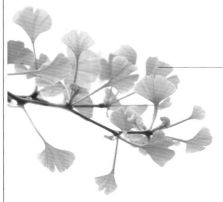

叶互生，在长枝上辐射状散生，有细长的叶柄，扇形，两面淡绿色

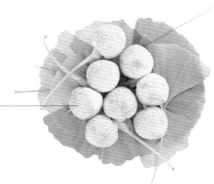

种子核果状，具长梗，椭圆形、长圆状倒卵形、卵圆形或近球形

药用部位：果实　｜　小贴士：白果捣粉末状，调成黏稠状，用棉签蘸上抹在痘痘上可祛痘消炎

別名：胡桃、羌桃、万岁子、长寿果
性味：味甘，性平　　归经：入肾、肺、大肠经

核桃

　　核桃具有益气补血、补脑益寿、燥湿化痰的功效，入药可辅助治疗身体虚弱、腰肢酸痛、虚寒咳嗽、皮肤疥癣、冻疮、骨折等病症。核桃本身富含维生素 E 和 B 族维生素，能减缓细胞衰老，增强记忆力。常食核桃仁还可顺气补血、补肾润肺。

◑ 习性：喜光照，耐寒，抗旱，抗病能力强，喜肥沃湿润的沙质土壤，对水肥要求不严。

◑ 分布：产于华北、西北、西南、华中、华南、华东和新疆南部。

◑宜忌：腹泻、阴虚火旺、痰热咳嗽、便溏腹泻、素有内热盛及痰湿重者忌服。

奇数羽状复叶，具小叶 5~9 枚

雄花为柔荑花序，常下垂

树皮灰白色，浅纵裂，枝条髓部片状

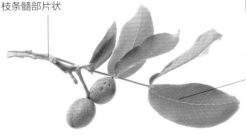

顶生小叶通常较大，椭圆状卵形至椭圆形，先端急尖或渐尖，基部圆或楔形

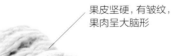

果皮坚硬，有皱纹，果肉呈大脑形

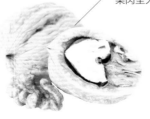

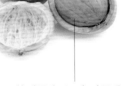

幼时具腺毛，老时无毛，内部坚果球形，黄褐色，表面有不规则槽纹

药用部位：果实　　小贴士：果实可直接食用，也可炒食、榨油，或配制糕点、糖果等

別名：布霖、嘉庆子、玉皇李、山李子
性味：味甘、酸，性凉　　归经：入肝、肾经

李子

　　李子具有清热祛暑、止渴生津、利水消肿、解毒活血的功效，入药可缓解燥热、干渴、水肿、肝腹水、小便不利、内伤痨热、虚劳骨蒸等病症。将李子作为饭后的水果食用，可促进消化。夏季多食李子，则能生津止渴，祛暑解热。

◎ 习性：适应性强，对土壤要求不严格，生长迅速，抗灰腐蚀病强。在寒凉地区有时易受早霜影响。

◎ 分布：辽宁、陕西、甘肃、四川、云南、贵州、湖南、湖北、江苏、浙江、江西、福建、广东、广西和台湾等地。

◎ 宜忌：李子含大量的果酸，多食伤脾胃，过量食用易引起胃痛。

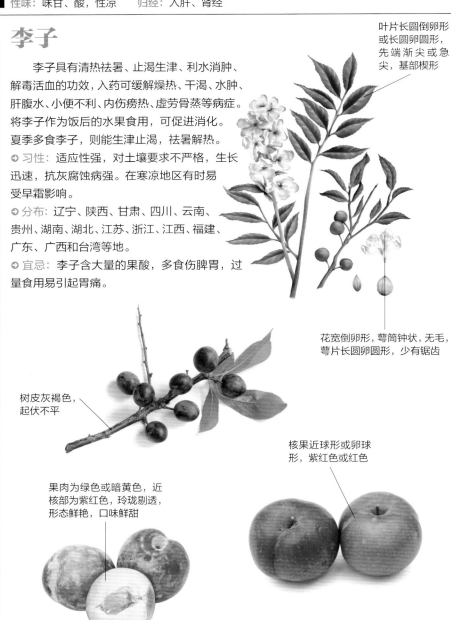

叶片长圆倒卵形或长圆卵圆形，先端渐尖或急尖，基部楔形

花宽倒卵形，萼筒钟状，无毛，萼片长圆卵圆形，少有锯齿

树皮灰褐色，起伏不平

核果近球形或卵球形，紫红色或红色

果肉为绿色或暗黄色，近核部为紫红色，玲珑剔透，形态鲜艳，口味鲜甜

药用部位：果实　｜　小贴士：如果李子味苦、涩或者放入水中漂浮的为有毒，要十分小心

杏

　　杏（仁）具有止咳平喘、润肠通便的功效，作常用中药，分苦、甜两种。苦杏仁可辅助治疗咳嗽、咽喉肿痛、烦热、时节性头痛、产乳金疮等病症。甜杏仁大而扁，偏于滋养，多用于缓解虚咳或老年人咳嗽。

◎ 习性：耐寒，耐旱，耐高温，对土壤、地势的适应能力强，在壤土、黏土、微酸性土、碱性土中甚至在岩缝中都能生长。

◎ 分布：河北、山东、山西、河南、陕西、甘肃、青海、新疆、辽宁、吉林、黑龙江、内蒙古、江苏、安徽等地。

◎ 宜忌：产妇、幼儿特别是糖尿病患者，不宜吃杏或杏制品。

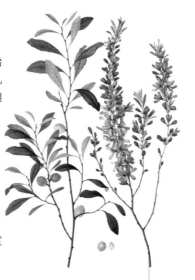

一年生枝浅红褐色，有光泽，无毛，具多个小皮孔

花瓣圆形至倒卵形，白色或带红色

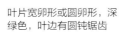

叶片宽卵形或圆卵形，深绿色，叶边有圆钝锯齿

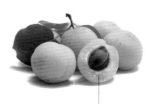

果肉暗黄色，味甜多汁

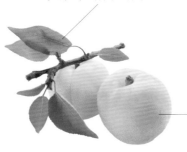

果实球形，稀倒卵形，稍扁，形状似桃，直径 2.5 厘米以上

药用部位：果实　｜　小贴士：杏仁烹调的方法很多，可以用来做粥、饼、面包等多种类型的食品

梅

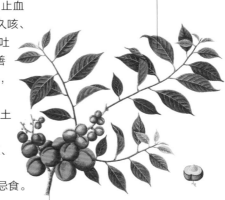

叶片长圆倒卵形、长椭圆形，
少数长圆卵形，两面均无毛

　　梅（子）具有敛肺涩肠、止咳化痰、止血镇痛、软化血管的功效，入药可辅助治疗久咳、久泻、烦渴虚热、尿血、血崩、腹痛、呕吐等病症。梅子本身含有多种有机酸，可改善肝脏机能，其含有的梅酸能延缓血管硬化，可抗衰老。

⊙ 习性：喜温暖，对土壤要求不严格，以土层较深厚、土质疏松、排水良好的为宜。

⊙ 分布：广东、台湾、广西、福建、浙江、云南、江苏、安徽等地。

⊙ 宜忌：胃酸过多、外感咳嗽、湿热泻痢者忌食。

树皮青灰色，幼枝和
嫩叶密被星状毛

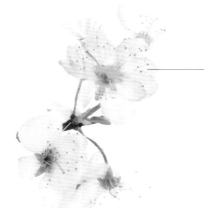

聚伞圆锥花序，花小，
白色，花瓣长圆倒卵形

果实近球形

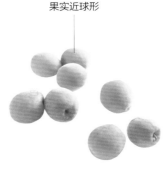

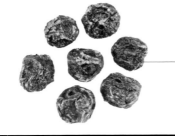

青梅经烟熏烤或置
笼内蒸后，其色乌
黑，称为乌梅

药用部位：果实 ┃ 小贴士：话梅若贮藏得好，置于通风干燥处，防潮防蛀，可保存数年不变质

別名：肺果、水蜜桃
性味：味甘、酸，性温　　归经：入胃、大肠经

桃子

　　桃子具有养阴生津、消肿止痛、活血散淤、润肠通便的功效，入药可辅助治疗干渴、腹痛、跌打肿痛、血淤、痛经、肠燥便秘、咳嗽气喘、遗精、盗汗自汗等病症。从桃仁提取汁液，可辅助治疗血吸虫病性肝硬化。桃子搭配茜草、益母草、牛膝等，可改善血淤经闭、痛经问题。

◎ 习性：喜光照，不耐阴，耐寒，耐旱，忌涝，喜肥沃、排水良好的土壤。

◎ 分布：除黑龙江省外，其他各省、市、自治区都有桃树栽培。

◎ 宜忌：内热偏盛、易生疮疖、肠胃虚者忌食，婴儿、多病体虚的人最好不要吃。生桃不能多吃，否则易使人腹胀并生痈疖。

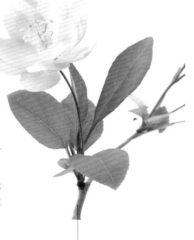

花瓣长圆状椭圆形至宽倒卵形，粉红色，罕为白色

树皮暗红褐色，老时粗糙呈鳞片状

果实形状和大小均有变异，卵形、宽椭圆形或扁圆形

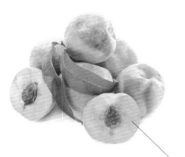

果肉白色、浅绿白色、黄色、橙黄色或红色，多汁有香味，甜或酸甜

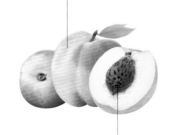

核椭圆形或近圆形，表面具纵横沟纹和孔穴

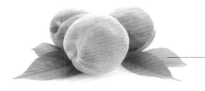

叶片长圆披针形、椭圆披针形或倒卵状披针形，叶边具细锯齿或粗锯齿

药用部位：果实　｜　小贴士：挑选桃子时，颜色红的桃子不一定甜，桃核与果肉分离的不要买

别名：白梨、沙果梨、花盖梨、鸭梨
性味：味甘、微酸，性凉　　归经：入肺、胃经

梨

伞形总状花序，有花7~10朵，花瓣卵形，离生，无毛

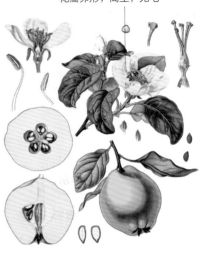

梨具有滋阴润肺、清热解毒、降火生津的功效。其根、枝叶、花均可入药，可改善肺热、痰多等症状。梨籽含木质素，能在肠子中溶解形成胶质薄膜，与胆固醇结合后排除，可辅助治疗便秘。经常吃梨还能开胃助消化，利尿通便，清热排毒。

⊙ 习性：耐寒，耐旱，耐涝，耐盐碱，喜光喜温，宜选择土层深厚、排水良好的缓坡山地种植。

⊙ 分布：安徽、河北、山东、辽宁、江苏、四川、云南等地。

⊙ 宜忌：梨性偏寒凉，多吃会伤脾胃，脾胃虚寒、畏冷食者应少吃。

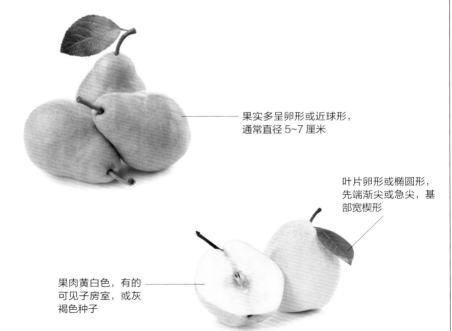

果实多呈卵形或近球形，通常直径5~7厘米

叶片卵形或椭圆形，先端渐尖或急尖，基部宽楔形

果肉黄白色，有的可见子房室，或灰褐色种子

药用部位：果实　｜　小贴士：清洗的最好办法是使用专业的活氧机进行清洗，或者用盐水冲洗

別名：奈子、平安果、智慧果、记忆果、林檎
性味：味甘、微酸，性平　　归经：入脾、肺经

苹果

　　苹果具有解暑醒酒、生津止渴、健胃消食、润肺止咳、养心益气的功效，多吃苹果可降低患肺病、哮喘等疾病的危险。吃苹果可帮助老年人增强记忆力，降低阿尔茨海默病的发病率。孕妇多吃苹果，生下的孩子患百日咳或哮喘病的可能性减小，更加健康。

◎ 习性：喜光照，喜微酸性到中性壤土，最适于土层深厚、富含有机质、心土为通气排水良好的沙质土壤。

◎ 分布：东北、华北、华东、西北和四川、云南、甘肃等地。

◎ 宜忌：肾病、糖尿病患者慎吃。

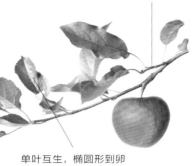

小枝幼时密生茸毛，后变光滑，紫褐色

单叶互生，椭圆形到卵形，先端尖，叶缘有圆钝锯齿

果实初时呈黄绿色，熟时呈深红色，或因品种不同而呈黄、绿等色

花白色带红晕，花梗与花萼均具有灰白色茸毛

果梗较短

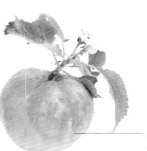

果实略扁，球形，直径5厘米以上，两端均凹陷，端部常有棱脊

药用部位：果实 ┃ 小贴士：清洗苹果最好的办法是用盐水冲洗，绝对不要在水中浸泡过长时间

别名： 楔荆桃、莺桃、车厘子、牛桃、樱珠、含桃
性味： 味甘、微酸，性温　　**归经：** 入脾、肝经

樱桃

乔木，树皮灰白色，小枝灰褐色，嫩枝绿色，无毛或被疏柔毛

樱桃具有益气补血、祛风除湿的功效，入药可辅助治疗贫血和由此带来的孕妇、乳母贫血及产后大出血、月经过多、崩漏等多种妇科疾病。多吃樱桃还可改善四肢麻木、风湿性腰腿痛等症状。

○ **习性：** 喜温喜光照，怕涝怕旱，忌风忌冻，适合于年平均气温 10~13℃、早春气温变化不剧烈、夏季凉爽干燥、雨量适中、光照充足地区栽培。

○ **分布：** 安徽、辽宁、河北、陕西、甘肃、山东、河南、江苏、浙江、江西等地。

○ **宜忌：** 热性病、虚热咳嗽、溃疡、上火者慎食。

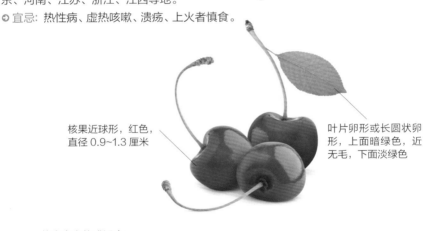

核果近球形，红色，直径 0.9~1.3 厘米

叶片卵形或长圆状卵形，上面暗绿色，近无毛，下面淡绿色

花序伞房状或近伞形，先叶开放，花瓣白色，卵圆形

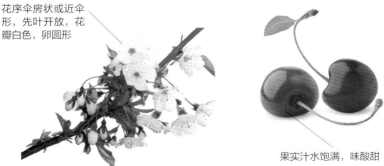

果实汁水饱满，味酸甜

药用部位： 果实 | **小贴士：** 樱桃要洗干净，但不要在水里泡太久。可用刀切成两半，将籽除去

别名：安石榴、海石榴、若榴、丹若、山力叶
性味：味酸、涩，性平　归经：入胃、大肠经

石榴

　　石榴具有润肠、止血、止泻、杀虫的功效，入药可辅助治疗肠炎、痢疾、吐血、便血、久痢、久泻、血崩、脱肛、蛔虫病、绦虫病等病症。其花捣烂外敷可缓解中耳炎症；其叶水煎内服可辅助治疗急性肠炎。

◗ 习性：喜温暖向阳的环境，耐旱，耐寒，也耐瘠薄，不耐涝和荫蔽。对土壤要求不严，但以排水良好的夹沙土栽培为宜。

◗ 分布：全国各地。

◗ 宜忌：大便秘结、急性盆腔炎、尿道炎、感冒、肺气虚弱、肺痿、硅肺、支气管哮喘、肺脓肿等患者忌食。

树干灰褐色，有片状剥落，嫩枝黄绿光滑，常呈四棱形，枝端多为刺状，无顶芽

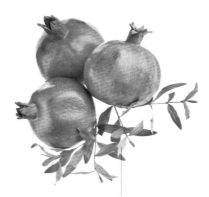

浆果近似球形，内部由薄膜状心皮分隔

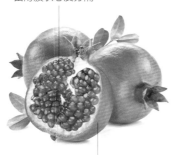

外种皮肉质，呈鲜红、淡红或白色，多汁，甜而带酸

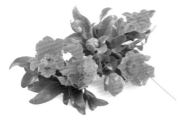

单叶对生或簇生，矩圆形或倒卵形，叶面光滑，短柄，新叶嫩绿或古铜色

夏季开花，多为橙红色，也有黄色和白色

药用部位：果实　小贴士：石榴具有很强的抗氧化作用，带皮榨汁饮用效果更佳

别名：胥余、越王头、椰瓢、大椰

性味：味甘，性平　　归经：入胃、脾、大肠经

椰子

　　椰子具有利尿除湿、杀虫止痒、清暑解渴的功效。椰子汁可缓解口干烦渴；椰子果肉有补虚强壮的功效；椰水可制作椰果，可清暑解渴；椰子壳油能辅助治疗疥癣、杨梅疮等；其果壳可外用辅助治疗体癣、脚癣。

◎ 习性：为热带喜光作物，在高温、多雨、阳光充足和海风吹拂的条件下生长发育良好，适宜的土壤是海岸冲积土和河岸冲积土。

◎ 分布：集中分布于海南各地、台湾南部、广东雷州半岛、云南西双版纳。

◎ 宜忌：糖尿病、脾胃虚弱、腹痛腹泻者不宜食用。

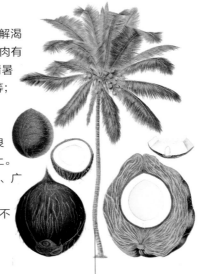

植株高大，高 15~30 米，茎粗壮，有环状叶痕，基部增粗，常有簇生小根

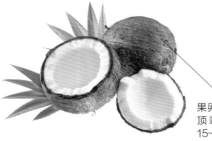

果卵球状或近球形，顶端微具三棱，长15~25 厘米

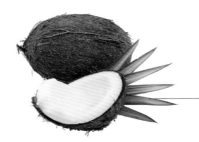

叶羽状全裂，裂片多数，外向折叠，革质、线状披针形

药用部位：果实、果汁　|　小贴士：椰汁宜临时取鲜品用，不宜取鲜汁后停放过久，久则变味

木瓜

　　木瓜具有平肝和胃、润肺止咳、消暑解酒、顺气止痢的功效，入药可辅助治疗脚气、水肿、吐泻、湿痹拘挛、腰膝酸痛等病症。木瓜汁作饮料常饮，可促进消化，缓解口渴、呕逆之症。另外，木瓜还可促进乳腺发育、延缓衰老、增强免疫力。

◎ 习性：喜温暖环境，喜半干半湿，不耐阴，在土层深厚、疏松肥沃、排水良好的沙质土壤中生长较好。

◎ 分布：山东、陕西、湖北、江西、安徽、江苏、浙江、广东、广西。

◎ 宜忌：小便淋涩疼痛、精血虚、真阴不足患者忌食。木瓜不宜多食。

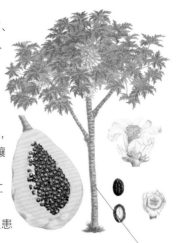

灌木或小乔木，高 5~10 米

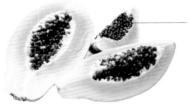

种子多数，黑色，卵球形

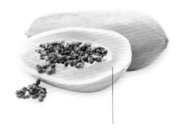

果实长椭圆形，长 10~15 厘米

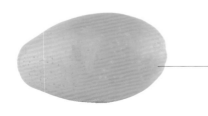

果熟时黄绿色或黄色，果香浓郁

药用部位：果实　｜　小贴士：挑木瓜时要轻按其表皮，千万不可买表皮很松的，果肉一定要结实

別名：夏瓜、寒瓜、青门绿玉房、水瓜

性味：味甘，性寒　　归经：入心、胃、膀胱经

西瓜

　　西瓜具有清热败火、解暑消烦、生津止渴、消炎利尿的功效，其可辅助治疗中暑、烦热、咽喉干燥、嘴唇干裂、肾炎、膀胱炎、肝腹水等病症。西瓜富含多种维生素，经常食用可促进新陈代谢、平衡血压、调节心脏功能、预防癌症及软化、扩张血管。

◎ 习性：喜强光，耐旱，适宜沙质土壤。

◎ 分布：南方以海南岛为主要产区，北方以沿黄河一线为主要种植带。

◎ 宜忌：西瓜吃多了易伤脾胃，脾胃虚寒、消化不良、大便滑泄者少食为宜，多食则会腹胀、腹泻、食欲下降，还会积寒助湿，导致疾病。

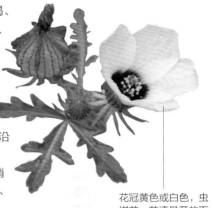

花冠黄色或白色，虫媒花，花清晨开放下午闭合

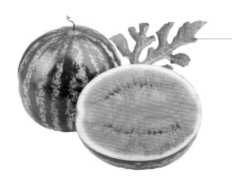

叶互生，深裂、浅裂或全缘

果实有圆球、卵形、椭圆球、圆筒形等

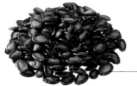

种子扁平、卵圆或长卵圆形，平滑或具裂纹

药用部位：果实　｜　小贴士：完整的西瓜可冷藏 15 天，但切开的西瓜不宜长时间冷藏

別名：水果之王、奇异果、维C之王、毛梨
性味：味甘、酸，性寒　　归经：入脾、肾、膀胱经

猕猴桃

　　猕猴桃具有清热生津、止渴利尿、养颜美容、滋补身体、软化血管的功效。猕猴桃含有多种营养物质，其所含血清促进素可起到镇静作用；所含的天然肌醇有助于脑部活动；所含的膳食纤维素能降低胆固醇，维护心脏机能 所含的猕猴桃碱和多种蛋白酶,可帮助消化、防止便秘。

◎ 习性：喜阴凉湿润环境，怕旱、涝、风，耐寒，不耐早春晚霜。

◎ 分布：陕西、四川、河南等地均有分布。

◎ 宜忌：适宜胃癌、食管癌、高血压、冠心病、关节炎、食欲不振、消化不良患者食用。

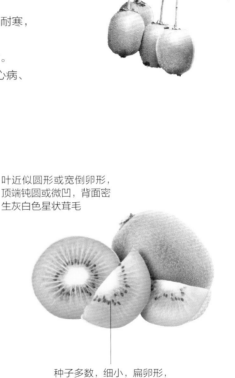

枝褐色，有柔毛，髓白色，层片状

叶近似圆形或宽倒卵形，顶端钝圆或微凹，背面密生灰白色星状茸毛

种子多数，细小，扁卵形，褐色，悬浸于果瓤之中

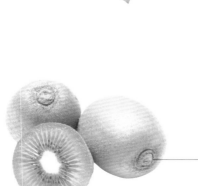

浆果卵形至长圆形，密被黄棕色有分枝的长柔毛

药用部位：果实 ｜ 小贴士：猕猴桃一定要选头尖尖的，像小鸡嘴巴的，而不要选扁扁的

別名：凤梨草莓、红莓、洋莓
性味：味酸、甘，性凉　归经：入肺、脾经

草莓

　　草莓具有润肺止咳、祛暑解热、健脾开胃、利尿通便的功效，可辅助治疗肺热咳嗽、烦热燥渴、食欲不振、小便短少等病症，还能一定程度的预防高血压、高脂血症、脑溢血、冠心病、心绞痛、动脉硬化等。草莓本身含有果胶及纤维素，可促进肠胃蠕动，改善便秘，预防痔疮、癌症的发生。

◎ 习性：喜光照，喜潮湿，怕水渍，不耐旱，喜肥沃、透气良好的沙质土壤。

◎ 分布：四川、河北、安徽、辽宁、山东等地。

◎ 宜忌：尤适宜风热咳嗽、咽喉肿痛、声音嘶哑、腹泻如水、鼻咽癌、肺癌、扁桃体癌、喉癌患者。

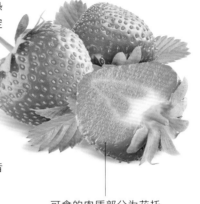

可食的肉质部分为花托发育而成，表面形似芝麻

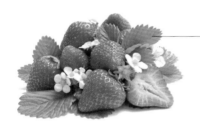

叶三出，小叶具短柄，质地较厚，倒卵形或菱形，少数近圆形

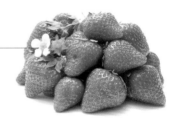

聚伞花序，花瓣白色，近圆形或倒卵椭圆形，基部具不显的爪

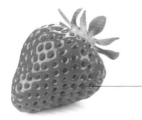

聚合果大，直径达 3 厘米，鲜红色，宿存萼片直立，紧贴于果实

药用部位：果实　｜　小贴士：草莓不易洗净，用淡盐水浸泡 10 分钟，既可杀菌又较易清洗

杨梅

　　杨梅具有活血散淤、生津止渴、和胃止呕的功效。其根、树皮水煎内服可辅助治疗痢疾、牙痛、骨折、跌打损伤、十二指肠溃疡，还可以捣烂外敷用于烧烫伤、创伤出血。其果实多用于缓解口干、改善食欲不振问题。将杨梅烧成灰服用，可治下痢；藏入食盐中再食用，则能化痰止呕，消食下酒。常含杨梅咽汁，有利于五脏下气。

◎ 习性：喜温暖湿润、多云雾气候，不耐强光，不耐寒。

◎ 分布：华东、湖南、广东、广西、贵州等地。

◎ 宜忌：凡阴虚、血热、火旺、有牙齿疾患和糖尿病患者忌食。杨梅对胃黏膜有一定的刺激作用，故溃疡病患者要慎食。

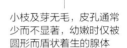

小枝及芽无毛，皮孔通常少而不显著，幼嫩时仅被圆形而盾状着生的腺体

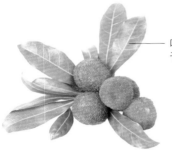

叶革质，无毛，常密集于小枝上端部分

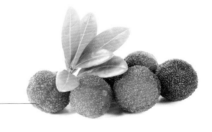

核果球状，外表面具乳头状凸起，径1~1.5厘米

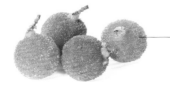

果实为核果，每一雌花穗结1~2果

药用部位：果实　｜　小贴士：杨梅还可加工成糖水杨梅罐头、果酱、蜜饯、果汁、果干、果酒等

別名：山莓、悬钩子、山抛子、刺葫芦、馒头菠
性味：味微甘、酸，性温　　归经：入肝、脾、心经

树莓

　　树莓具有补肾涩精、排脓解毒、醒酒明目、消肿止痛的功效，可辅助治疗肾虚、遗精、多发性脓肿、乳腺炎、醉酒、丹毒、咽喉肿痛等病症。其根部入药有活血、散淤、止血的作用。在湖南湘西地区，群众常将其嫩叶捣碎饲喂动物治疗腹泻。

◎ 习性：耐贫瘠，适应性强，属阳性植物。在林缘、山谷阳坡生长，有阳叶、阴叶之分。

◎ 分布：除东北、甘肃、青海、新疆、西藏外，全国均有分布。

◎ 宜忌：尤适宜肾虚、遗精、醉酒、丹毒、咽喉肿痛、多发性脓肿、乳腺炎患者。

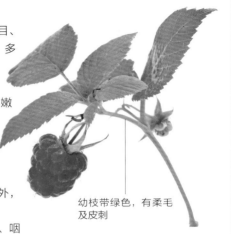

幼枝带绿色，有柔毛及皮刺

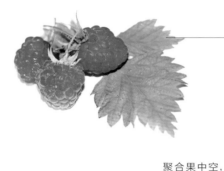

叶卵形或卵状披针形，顶端渐尖，基部圆形或略带心形

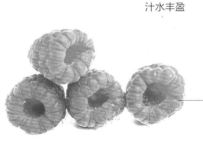

聚合果中空，汁水丰盈

聚合果球形，由很多小核果组成，直径 1~1.2 厘米，成熟时红色

药用部位：果实 ┃ 小贴士：树莓的最佳保存地是接近零度但不结霜的冰箱中

别名：蔓越橘、小红莓、酸果蔓
性味：味微甘、酸，性温　　归经：入肝、脾经

蔓越莓

　　蔓越莓具有延缓衰老、养颜美容、改善便秘的功效，可预防阿尔兹海默病、减少心血管老化病化。蔓越莓汁可抑制幽门螺旋杆菌，抵抗细菌性胃溃疡，适当进食蔓越莓有增强免疫力、预防泌尿系统感染的作用。

◐ 习性：生长在寒冷的北美湿地，需要大量的水，是为数不多的可以在酸性泥土里生长的农作物。

◐ 分布：全球产区不到4万英亩，仅限于美国北部的马萨诸塞、威斯康星、新泽西、俄勒冈、华盛顿等五州，加拿大的魁北克、英属哥伦比亚两省，以及南美的智利。

◐ 宜忌：痢疾、肠炎、胆石症、脂肪肝、肝硬化、胰腺炎、脑炎、中风、肾功能衰竭、痛风患者均禁食。

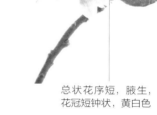

总状花序短，腋生，
花冠短钟状，黄白色

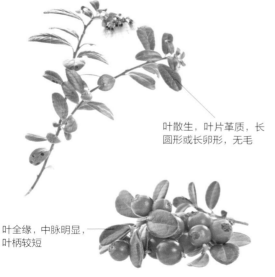

叶散生，叶片革质，长
圆形或长卵形，无毛

叶全缘，中脉明显，
叶柄较短

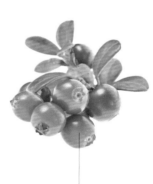

浆果球形，紫红色，
直径 6~9 毫米

药用部位：果实　｜　小贴士：将蔓越莓置于袋中，可在冰箱中冷藏保存 2~3 周

蓝莓

　　蓝莓具有祛风除湿、消肿止痛、益智明目、止泻的功效，入药可辅助治疗一般的腹泻、伤风感冒、咽喉肿痛等症。多吃蓝莓可减轻眼球疲劳、强化视力，增强脑力，防止脑神经衰弱，还可降低胆固醇、防止动脉粥样硬化、促进心血管健康、增强心脏功能、预防癌症和心脏病。

◎ 习性：喜酸性、松软、疏松透气、富含有机质的土壤。

◎ 分布：山东、吉林、辽宁、江苏、贵州、云南等地。

◎ 宜忌：老少皆宜，尤其适宜心脏病患者，每次可食 10~20 个。

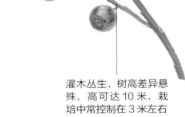

灌木丛生，树高差异悬殊，高可达 10 米，栽培中常控制在 3 米左右

叶片互生，叶片形状最常见的是卵圆形，大部分种类叶背面被有茸毛

果实呈蓝色，色泽美丽，被一层白色果粉包裹，果肉细腻

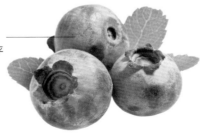

果实有球形、椭圆、扁圆或梨形，单果平均重在 0.5~2.5 克

药用部位：果实　│　小贴士：在室内 18~26℃常温条件下，采用小包装鲜果可保存 2 周

柿子

　　柿子具有清肠润肺、健脾益胃、清热凉血、止血止痢的功效，可缓解干咳、喉痛、痔血、大便干结等症状。将柿子叶煎服或冲开水代茶饮，可降低血压、促进新陈代谢，有止咳化痰的作用。柿子还是高血压、动脉硬化、慢性支气管炎、内外痔疮患者的天然保健食品。

◎ 习性：喜光照，喜温暖，亦耐寒，对土壤要求不严，以土层深厚、排水良好、富含有机质的土壤或黏壤土为佳。

◎ 分布：河北、北京、河南、山东、山西等地。

◎ 宜忌：尤适宜高血压、大便干结、痔疮疼痛或出血、动脉硬化、干咳、咽喉肿痛患者。

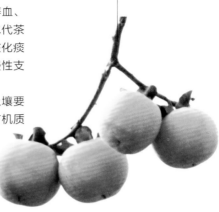

树皮深灰色至灰黑色，或者黄灰褐色至褐色，沟纹较密，裂成长方块状

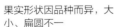

嫩时绿色，后变黄色、橙黄色，果肉较脆硬，老熟时果肉变成柔软多汁，呈橙红色或大红色等

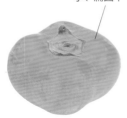

果实形状因品种而异，大小、扁圆不一

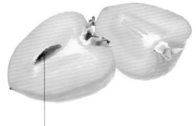

有种子数颗，种子褐色，椭圆状，长约2厘米，宽约1厘米，侧扁

药用部位：果实 | **小贴士：** 柿子不需要清洗，去皮后直接食用。柿子还可以酿成柿酒、柿醋

柚子

柚子具有止咳定喘、清肠润肺、清热除烦、健脾消食、消炎镇痛、解酒化痰、美容养颜的功效，经常食用可辅助治疗糖尿病、高血压、血管硬化、气血不足、肠胃不适、大便不通等病症。柚子还可促进伤口愈合，改善败血症等。

⊙ 习性：喜欢生长在温暖潮湿的地方，每年春秋雨季时栽培最为适宜。

⊙ 分布：广东、广西、福建、江西、湖南、湖北、浙江、四川等地均有栽培。

⊙ 宜忌：柚子性寒，气虚体弱之人不宜多食。柚子有滑肠的功效，腹部寒冷、常患腹泻者应少食。

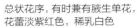

总状花序，有时兼有腋生单花，花蕾淡紫红色，稀乳白色

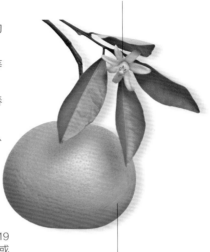

果圆球形，扁圆形，梨形或阔圆锥状，横径通常 10 厘米以上

瓢囊 10-15 或多至 19 瓣，汁胞白色、粉红或鲜红色，少有带乳黄色

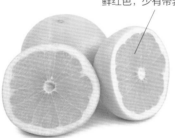

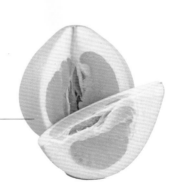

果皮甚厚或薄，海绵质，油胞大，凸起

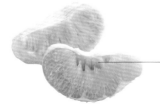

种子多达 200 余粒，亦有无子的，形状不规则，通常近似长方形

药用部位：果实 ｜ 小贴士：柚子皮煮水可治小儿肺炎、冻疮，切条腌制可做成柚子糖

蜜橘

蜜橘具有健胃消食、补脾理气、醒酒抗疟、燥湿除胀的功效，其叶、皮、络、肉、核均可入药，常吃蜜橘能辅助治疗消化不良、胸部饱满、脾虚腹胀、酒精中毒、气逆不下、疟疾等病症。

◐ **习性**：稍耐阴，喜温暖湿润的气候，不耐寒，适生于深厚肥沃的中性至微酸性的沙质土壤。

◐ **分布**：四川、贵州、湖北、湖南、广东、广西、福建、浙江、江西、安徽、河南、江苏、陕西等地。

◐ **宜忌**：肠胃功能欠佳者，吃太多蜜橘，容易产生胃粪石的困扰。蜜橘忌与萝卜、猪肝同食。

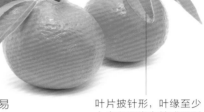

叶片披针形，叶缘至少上半段通常有钝或圆裂齿，很少全缘

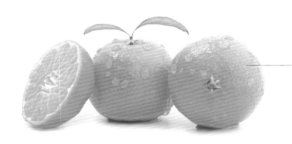

果皮甚薄而光滑，或厚而粗糙，淡黄色、朱红色或深红色

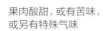
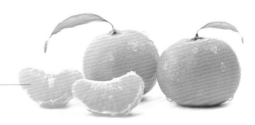

果肉酸甜，或有苦味，或另有特殊气味

药用部位：果实　**小贴士：** 橘肉外层的网状筋络也是一味良药，因此建议吃蜜橘时不要撕掉

別名：鸡蛋果、洋石榴、受难果、巴西果、百香果、藤桃、热情果
性味：味苦，性温　　归经：入心、大肠经

西番莲

　　西番莲具有安神醒脑、滋阴补肾、健胃生津、活血养颜的功效。其根、茎、叶均可入药，可舒缓神经焦虑、改善忧郁寡欢的心情，还能辅助治疗神经性头痛、消化不良、脾虚肾亏等不良病症；西番莲内还有丰富的化合物，可延缓细胞老化，起到抗衰老、美容养颜的作用。

◉ 习性：喜光照，喜温暖至高温湿润的气候，不耐寒，对土壤的要求不严格。

◉ 分布：云南、福建、广东、广西、海南、江西、四川、重庆等地。

◉ 宜忌：尤适宜焦虑紧张、抑郁寡欢、神经痛、失眠症、月经痛及下痢患者。

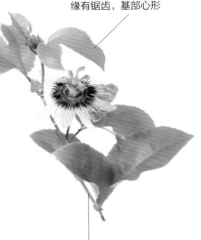

叶互生，掌状3或5深裂，裂片披针形，先端尖，边缘有锯齿，基部心形

茎细，长达4米左右，有细毛，具单条卷须，着生于叶腋处

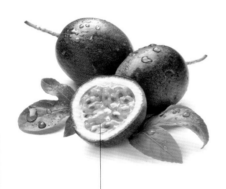

浆果卵圆球形至近似圆球形，成熟时表面绿色减退，逐渐呈现红色

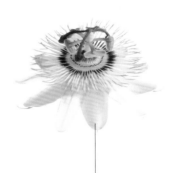

聚伞花序退化，仅存1花，花形特异

药用部位：果实　　小贴士：优质的西番莲应该具有特殊的香味，且香味越浓郁表示成熟度越好

別名：排风藤、铁篱笆、臭草、苛草、英雄草、走马箭
性味：味苦，性平　　归经：入肝、膀胱经

接骨草

　　接骨草具有消肿止痛、止咳化痰、活血利尿、祛风止血、活络通经的功效，水煎内服可辅助治疗咳嗽、咯血、吐血、疮肿、闭经、肺结核发热等病症；还可以捣烂外敷或者水煎洗患处，对治疗风湿性关节炎、扭伤、挫伤、流行性腮腺炎、风疹瘙痒、疮肿等也有作用。其茎、叶入药可发汗、利尿、通经，改善肾炎水肿状况。

◎ 习性：喜较凉爽和湿润的气候，耐寒。忌高温和连作，一般土壤均可种植，但涝洼地不宜。生于山坡灌木丛或草丛中。

◎ 分布：华东及华中大部分地区。

◎ 宜忌：果实不宜多食，否则易引起腹泻。孕妇忌服。

羽状复叶，小叶互生或对生，狭卵形

花冠白色，仅基部联合，花药黄色或紫色

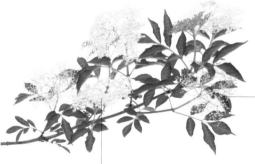

复伞形花序顶生，大而疏散，总花梗基部托以叶状总苞片

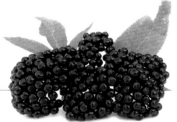

果实红色，熟时黑色，近圆形，直径 3~4 毫米

药用部位：果实、花　　小贴士：叶洗净后拌酱调味可以生吃，果实成熟后可直接食用，也可榨汁

葡萄

葡萄具有止咳润肺、滋补肝肾、健胃生津、益气补血的功效，其根、藤、叶有很好的消肿利尿、安胎作用，可改善妊娠呕吐、浮肿等病症。葡萄入药还可辅助治疗肺虚咳嗽、脾虚肾亏、气血虚弱、消化不良、倦怠乏力、风湿痹痛、心悸盗汗等病症。

⊙ 习性：喜光照，喜暖温，对土壤的适应性较强。

⊙ 分布：主要产于新疆、甘肃、山西、河北、山东等地。

⊙ 宜忌：糖尿病患者及便秘者不宜多食，阴虚内热、津液不足者忌食。肥胖之人也不宜多食。

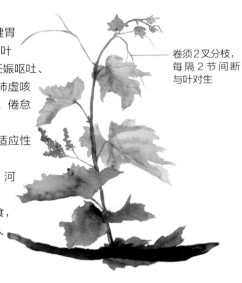

卷须2叉分枝，每隔2节间断与叶对生

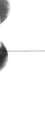

浆果多为圆形或椭圆，直径1.5~2厘米

浆果紫色、红色或黄绿色

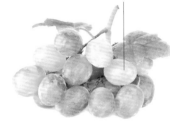

单叶互生，叶缘有锯齿，叶腋着生复合的芽

药用部位：果实　｜　小贴士：洗葡萄时最好用自来水不断冲洗，流动的水可避免农药渗入果实中

别名：鸡冠果、野杨梅、蛇蘑、地莓、一点红、老蛇泡、蛇蓉草

性味：味甘、酸，性微寒　　归经：入肺、肝、大肠经

蛇莓

　　蛇莓具有清热解毒、止血止痢、消肿散淤的功效，入药可缓解感冒、咳嗽、小儿高热、白喉、咽喉肿痛、月经过多、细菌性痢疾、黄疸型肝炎等病症；还可捣烂外敷用于辅助治疗湿疹、疔疮、毒蛇咬伤等。蛇莓搭配白花蛇舌草、七叶一枝花等，可辅助治疗癌肿；还可与虎杖根配伍，用于治疗烫伤。

◎ 习性： 喜光照，耐寒耐旱，耐阴耐湿，耐贫瘠不择土，具有很强的野生性。

◎ 分布： 辽宁、河北、河南、江苏、安徽、湖北、湖南、四川、重庆、浙江、江西、福建、广东、广西、云南、贵州、山东、陕西等地。

◎ 宜忌： 尤适宜感冒发热、咳嗽、白喉、小儿高热惊风、咽喉肿痛、黄疸型肝炎、细菌性痢疾患者。

叶柄长 1~5 厘米

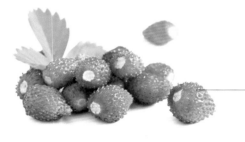

瘦果卵形，长约 1.5 毫米，鲜红色，光滑或具不明显凸起，鲜果有光泽

三出复叶互生，小叶菱状卵形，边缘具钝齿，两面均被疏毛，具托叶

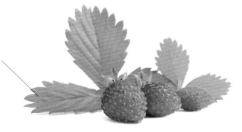

药用部位：果实　**小贴士：** 果实成熟时，采摘其成熟的红色果实，直接食用，也可泡酒

甜瓜

　　甜瓜具有清热除湿、解暑止渴、消炎利尿的功效，常吃甜瓜可改善暑热所致的胸闷烦热、食欲不振、干渴燥热、小便不利、热结膀胱等病症。其种子入药可辅助治疗阑尾炎、慢性支气管炎；其瓜蒂入药则能缓解食积、胃脘痛、急慢性肝炎；其果柄多用于辅助治疗食物中毒、癫痫等病。

◎ 习性：喜光照，喜温耐热，对土壤要求不严格，但以土层深厚、通透性好、不易积水的沙质土壤最适合。

◎ 分布：全国各地广泛栽培。

◎ 宜忌：甜瓜性寒，凡脾胃虚寒、腹胀、腹泻便溏者忌食。

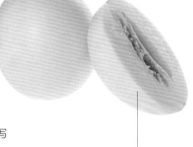

果肉白色、黄色或绿色，有香甜味

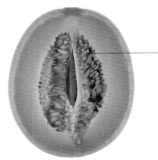

种子污白色或黄白色，卵形或长圆形

叶片厚纸质，近圆形或肾形，上面粗糙，被白色糙硬毛，边缘不分裂或 3~7 浅裂

花冠黄色，长 2 厘米，裂片卵状长圆形

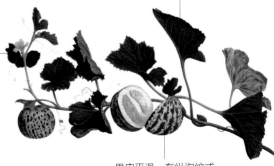

果皮平滑，有纵沟纹或斑纹，无刺状凸起

药用部位：果实　　**小贴士：甜瓜以鲜食为主，也可制作果干、果脯、果汁、果酱及腌渍品等**

黄豆

黄豆具有止血益气、清热解毒、消炎抗菌的功效，入药可辅助治疗外伤出血、痈疮肿毒、妊娠中毒、疳积泻痢等病症，还可缓解咽炎、肠炎、口腔炎、结膜炎等炎症疾病。黄豆富含钙和磷，可预防小儿佝偻病、老年骨质疏松症等。

◎ 习性：喜排水良好、富含有机质的土壤，在温暖、肥沃、排水良好的沙质土壤中生长良好，但在各类土壤中均可栽培。

◎ 分布：全国各地均有栽培，以东北最著名。

◎ 宜忌：消化功能不良、胃脘胀痛、腹胀等有慢性消化道疾病的人应尽量少食。

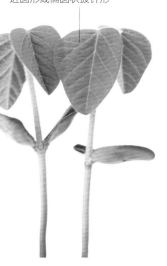

叶通常具 3 小叶，纸质，宽卵形、近圆形或椭圆状披针形

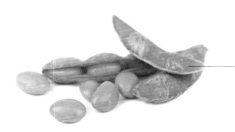

荚果肥大，稍弯，下垂，黄绿色

荚果长 4~7.5 厘米，宽 8~15 毫米，密被褐黄色长毛

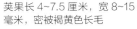

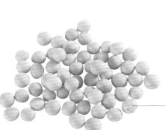

种子 2~5 颗，椭圆形、近球形、卵圆形至长圆形

药用部位：荚果　小贴士：以颗粒饱满且整齐均匀，无破瓣、无缺损、无虫害、无霉变者为佳

別名：青小豆、菉豆
性味：味甘，性寒　　归经：入心、胃经

绿豆

　　绿豆具有清热解毒、调经通络、安神益气、消肿止痛的功效，其可辅助治疗感冒发热、湿热淤滞、头痛目赤、暑热烦渴、上吐下泻、口舌生疮、水肿尿少、风疹丹毒等病症。将干豆粉扑在烧烫伤、痈疮肿毒等患处，可缓解疼痛，帮助治疗。

◎ 习性：性喜温热，耐阴性强，适宜与其他作物，特别是禾本科作物间套种。

◎ 分布：南北各地均有栽培。

◎ 宜忌：脾虚胃寒、易泻者不宜食用。绿豆不宜与榧子、鲤鱼等一起食用。

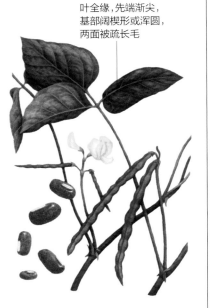

叶全缘，先端渐尖，基部阔楔形或浑圆，两面被疏长毛

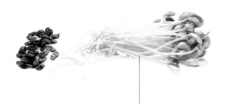

绿豆经水浸泡后，发出的嫩芽

荚果线状圆柱形，平展，长4~9厘米，宽5~6毫米

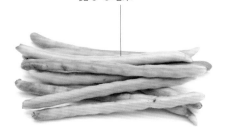

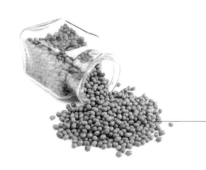

种子长2.5~4毫米，宽2.5~3毫米，种脐白色而不凹陷

药用部位：荚果　小贴士：小孩因天热起痱子，可用绿豆和鲜荷煎服，清热解毒，效果很好

別名：胡豆、南豆、竖豆、佛豆、罗汉豆
性味：味甘，性平　　归经：入脾、胃经

蚕豆

　　蚕豆具有益气补血、健胃消食、清热利湿、润肠通便的功效，可辅助治疗中气不足、倦怠乏力、食欲不振、便秘、带下、高血压等病症。其茎入药可止血、止泻；其叶和荚壳入药能止血；其花则用于凉血、止血；其种子皮能利尿渗湿。用嫩蚕豆煮粥吃可润肠和胃，改善习惯性便秘。

◎ 习性：适合于较温暖而略湿润的气候，耐寒性较差，也不耐高温和干旱。最适宜的生长温度为 20℃左右。

◎ 分布：四川最多，次为云南、湖南、湖北、江苏、浙江、青海等地。

◎ 宜忌：脾胃虚弱者不宜多食，一般人也不要吃得过多，以免损伤脾胃，引起消化不良。

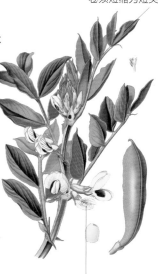

偶数羽状复叶，叶轴顶端卷须短缩为短尖头

总状花序腋生，花梗近无，花冠蝶形，白色，具红紫色斑纹，旗瓣倒卵形

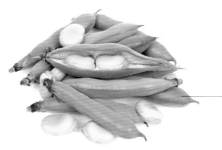

荚果肥厚，表皮绿色，被茸毛

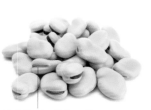

种脐线形，黑色，位于种子一端

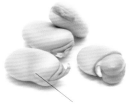

种子长方圆形，近长方形，中间内凹

药用部位：荚果　　**小贴士：蚕豆可煮、炒、油炸，也可浸泡后剥去种皮作炒菜或汤**

豌豆

豌豆具有益气消肿、止泻止痢、通便通乳的功效，可辅助治疗燥热烦闷、脾胃不适、泻痢、呕吐、心腹胀痛、乳汁不通等病症。青豌豆煮熟淡食或用豌豆苗捣烂榨汁服用，皆可通乳。

⊙习性：喜光照，喜冷冻湿润气候，耐寒，不耐热，对土壤要求不严，在排水良好的沙质土壤或新垦地均可栽植，以疏松含有机质较高的中性土壤为宜。

⊙分布：四川、河南、湖北、江苏、青海等地。

⊙宜忌：尿路结石、皮肤病和慢性胰腺炎患者不宜食用；糖尿病患者、消化不良者也要慎食。

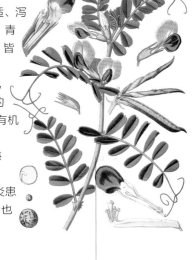

全株绿色，光滑无毛，被粉霜

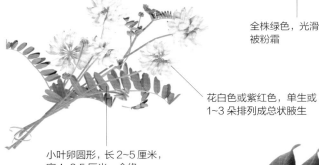

花白色或紫红色，单生或1~3 朵排列成总状腋生

小叶卵圆形，长2~5 厘米，宽1~2.5 厘米，全缘

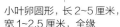

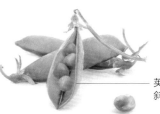

荚果长椭圆形，顶端斜急尖

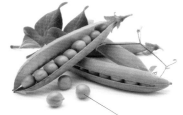

种子圆形，青绿色，干后变黄色

药用部位：荚果　｜　小贴士：豌豆上市的早期要买饱满的，后期要买偏嫩的

别名：藕豆、火镰扁豆、膨皮豆、藤豆、沿篱豆、鹊豆、查豆

性味：味甘，性平　归经：入脾、胃经

扁豆

扁豆具有祛暑除湿、健脾暖胃、止渴生津、滋养五脏的功效，经常食用可保持头发乌黑，还可缓解酒毒、河豚之毒。将扁豆煮熟后嚼食或煮汁喝，可缓解草木之毒。将扁豆研末，用醋送服，可辅助治疗呕吐、腹泻、霍乱。

○ 习性：种子适宜发芽温度为 22~23℃。植株能耐 35℃左右高温，根系发达强大、耐旱力强，对各种土壤适应性好。

○ 分布：山西、陕西、甘肃、河北、河南、云南等地。

○ 宜忌：患寒热病、疟疾、冷气者忌食。

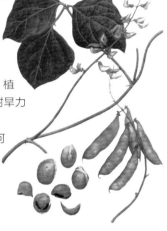

总状花序腋，花冠白色或紫红色

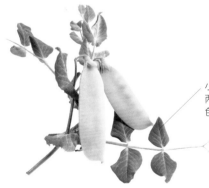

小叶菱状广卵形，两面沿叶脉处有白色短柔毛

荚果扁，镰刀形或半椭圆形，长 5~7 厘米

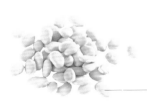

种子 3~5 颗，扁，长圆形，白色或紫黑色

药用部位：荚果　小贴士：幼苗用沸水焯熟后可凉拌，也可炒食。果实烹调前应用冷水浸泡

別名：挟剑豆、野刀板藤、葛豆、刀豆角
性味：味甘，性温　　归经：入胃、肾经

刀豆

刀豆具有补肾、通经、镇痛、散淤的功效，可辅助治疗肾虚、闭经、胃痛、腰痛、久痢、呕吐、跌打损伤等病症。将刀豆炒干研粉，用红糖、生姜汤送服，每天 3 次，可改善咳喘症状。

○ 习性：喜温暖，不耐寒霜。对土壤要求不严，但以排水良好而疏松的沙质土壤栽培为佳。

○ 分布：广东、海南、广西、四川、云南、湖南、江西、湖北、江苏、山东、浙江、安徽、陕西等地。

○ 宜忌：一般人群均可食用，尤适宜肾虚腰痛、气滞呃逆、风温腰痛、小儿疝气等症患者食用。

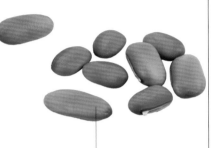

种子椭圆形或长椭圆形，重皮红色或褐色

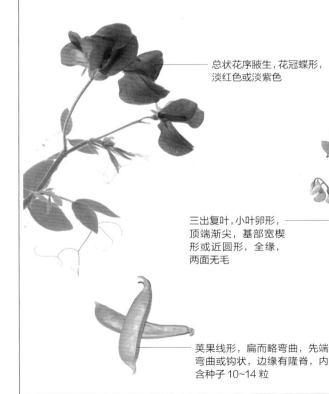

总状花序腋生，花冠蝶形，淡红色或淡紫色

三出复叶，小叶卵形，顶端渐尖，基部宽楔形或近圆形，全缘，两面无毛

荚果线形，扁而略弯曲，先端弯曲或钩状，边缘有隆脊，内含种子 10~14 粒

药用部位：荚果 | 小贴士：烹饪需注意火候，如火候不够有豆腥味和生硬感，会引起食物中毒

別名：长生果、落花生、泥豆、番豆、地豆
性味：味甘，性平　归经：入脾、肺经

花生

　　花生具有健脾和胃、益气补血、润肺利肾、通乳的功效，可辅助治疗脾虚消瘦、食欲不振、倦怠无力、干咳、乳汁不足等病症。常食花生可改善血液循环、延缓衰老、增强记忆力，还可预防动脉粥样硬化、心脑血管疾病，防止老年人骨骼退行性病变发生。

◎ 习性：适宜气候温暖、雨量适中的环境，土壤以沙质土壤为宜。

◎ 分布：辽宁、山东、河北、河南、江苏、福建、广东、广西、贵州、四川等地。

◎ 宜忌：尤适宜营养不良、食欲不振、咳嗽、妇女产后乳汁缺少、高血压、高脂血症、冠心病、动脉硬化以及各种出血性疾病患者食用。

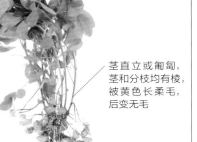

茎直立或匍匐，茎和分枝均有棱，被黄色长柔毛，后变无毛

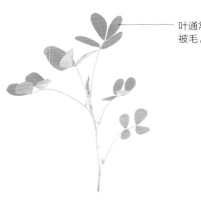

叶通常具小叶 2 对，具纵脉纹，被毛，卵状长圆形至倒卵形

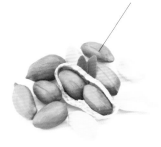

种子红色或淡红色，横径 0.5~1 厘米

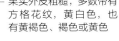

果实外皮粗糙，多数带有方格花纹，黄白色，也有黄褐色、褐色或黄色

药用部位：荚果　小贴士：将花生连红衣一起与红枣配合使用，既可补虚，又能止血

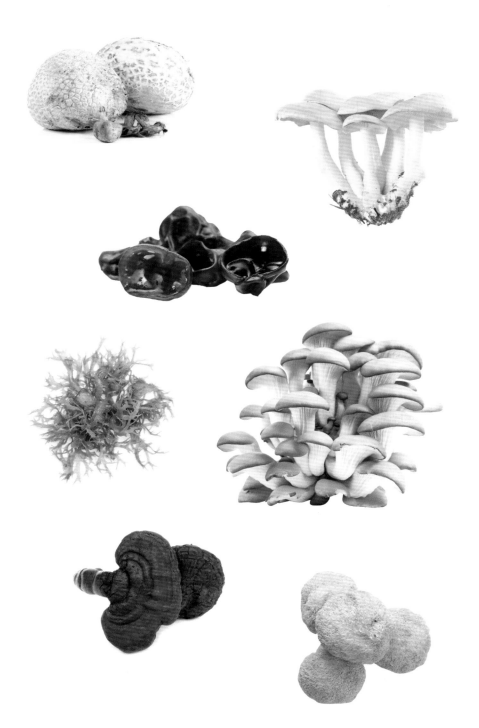

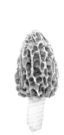

第五章
藻菇类

藻类野菜泛指生长在水中的植物，
亦包括某些水生的高等植物。
菇类野菜指蘑菇，
属于担子菌纲伞菌目的真菌或其子实体（担子果）。
新鲜采摘的菇类里面会有很多小虫子，
先撕去表层膜衣，洗干净后，
必须用盐水浸泡三四个小时。

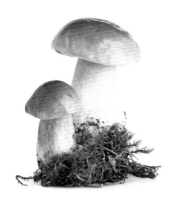

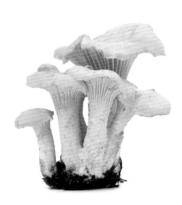

鸡枞

鸡枞具有健脾开胃、清心润燥、疗痔止血的功效，可辅助治疗脾虚、消化不良、痔疮出血等病症，常食鸡枞可增强食欲，降低血糖，提高机体免疫力，有抵制癌细胞的作用。

◎ 习性：常见于针阔叶林中地上、荒地上和包谷地中，基柄与白蚁巢相连，散生或群生。

◎ 分布：西南、东南及台湾等地。

◎ 宜忌：一般人群皆可食用，尤适宜脾虚纳呆、消化不良、痔疮出血患者。感冒或肠胃不适者应少吃或不吃。

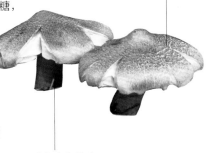

伞盖开裂后，带有特殊香味

雨季生长在蚂蚁窝上，故也称蚁枞

药用部位：子实体　小贴士：可以单料为菜，还能与蔬菜、鱼肉搭配，可炒、炸、腌、煎等

松茸

松茸具有止咳化痰、清肠胃、保肝脏、抗衰老的功效，可辅助治疗痰湿咳嗽、恶心干呕、头晕目眩、腰膝酸软、倦怠乏力等病症。常食松茸可提高人体免疫力，可延缓衰老，缓解糖尿病、心血管疾病、癌症肿瘤等带来的困扰。

◎ 习性：只能生长在没有任何污染和人为干预的原始森林中，孢子必须和松树的根系形成共生关系，而且共生树种的年龄必须在50年以上。

◎ 分布：吉林、辽宁、安徽、台湾、四川、贵州、云南、西藏等地。

◎ 宜忌：尤适宜心血管疾病、糖尿病患者和消化不良、胃动力较弱的人群。

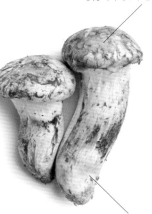

菌盖呈褐色，菌柄为白色，均有纤维状茸毛鳞片

菌肉白嫩肥厚，质地细密，有浓郁的特殊香气

药用部位：全体　小贴士：8月上旬到10月中旬采全株，可炒、炖、烤，也可以泡酒

別名：变绿红菇、青冈菌、绿豆菌
性味：味酸，性温　　归经：入肝、胃、大肠经

青头菌

　　青头菌具有散热败火、明目安神的功效，其气味甘淡，微酸无毒，烹调之后口感滑嫩、香气清淡，可辅助治疗眼目不明、心烦气躁、忧虑抑郁、痴呆等病症，尤适宜眼疾、肝火旺盛、忧郁症、痴呆症患者。

◎ 习性：生长在松树或针叶林、阔叶林或混交林地。

◎ 分布：云南。

◎ 宜忌：一般人都能食用，肠胃不适患者需少食。

菌盖为初球形，很快变扁半球形并且渐伸展，中部常常稍下凹，不黏，浅绿色到灰色

菌肉为白色，味道柔和，没有特殊气味

菌柄长中实或内部松软

药用部位：子实体 ｜ **小贴士：** 炒、炖、蒸、熘、拌、烩，与甲鱼、乌鸡、土鸡等一起做汤更佳

別名：松毛菌、铆钉菇　　性味：味淡，性温　　归经：入胃经

松树菌

　　松树菌具有清肠理气、美容养颜、和胃止痛的功效，它本身所含的多元醇有利于治疗糖尿病，所含的多糖类物质还可抗肉瘤。经常食用松树菌还能抗核辐射，达到延缓衰老、滋润肌肤、美容养颜的目的。

◎习性：夏秋季在针叶树等混交林地上群生或散生。

◎ 分布：广西、广东、吉林、辽宁、湖南、湖北、云南、江西、四川、西藏等地。

◎ 宜忌：一般人群均可食用，尤适宜糖尿病、肉瘤患者。

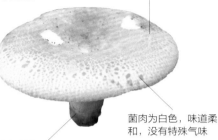

菌半球形至近平展，后期有时中部稍下凹，粉红或玫瑰红至珊瑚红色

菌柄近柱形，基部稍细

药用部位：子实体 ｜ **小贴士：** 新鲜采的菌先撕去表层膜衣，洗干净后必须用盐水浸泡三四个小时

別名：杏菌、杏黄菌
性味：味甘，性寒　　归经：入肺、大肠经

鸡油菌

鸡油菌具有明目润肤、润肺清肠、健胃益气的功效，经常食用可辅助治疗缺乏维生素 A 所致的皮肤粗糙干燥、眼干目赤、视力失常、眼睛发炎、夜盲症等病症，还可预防某些呼吸道及消化道感染的疾病。鸡油菌还含有抗癌活性物，可在一定程度上抑制癌细胞增长和扩散。

◉ 习性：秋天生长于北温带深林内。

◉ 分布：福建、湖南、广东、四川、贵州、云南等地。

◉ 宜忌：皮炎患者忌食。

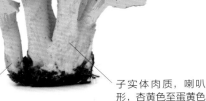

最初扁平后下凹，边缘波状，常裂开内卷

子实体肉质，喇叭形，杏黄色至蛋黄色

香气浓郁，具有杏仁味，质嫩而细腻

药用部位：子实体　**小贴士：入开水锅中焯 3~5 分钟捞出，投凉，即可烹调**

別名：绣球菌、对花菌、马牙菌　　性味：味甘，性平　　归经：入肝、胃、大肠经

干巴菌

干巴菌具有增强免疫力的功效，常食干巴菌能刺激抗体形成，调动机体防御能力，促进淋巴组织转化，抑制癌细胞生长扩散。干巴菌含抗氧化物质，能延缓衰老；它所含的核苷酸、多糖等物质可帮助降低胆固醇、调节血脂、提高免疫力。

◉ 习性：生长在滇中及滇西的山林松树间，产于七八月雨季。

◉ 分布：云南大部分地区都有分布，每年七月至九月生长在马尾松树下。

◉ 宜忌：菌内含异性蛋白质，对蛋类、乳类、海鲜过敏者慎食。

刚出土时呈黄褐色，老熟时变成黑褐色

有灰白色、黄色、淡黄色或黑灰色几种

药用部位：子实体　**小贴士：腌、拌、炒、炸、炖、干煸等，也可与蔬菜、肉类、家禽搭配**

小美牛肝菌

　　小美牛肝菌具有清热解毒、舒筋止痛、活血散寒的功效，其可辅助治疗感冒、流感、手足麻木、腰腿疼痛、四肢抽搐、白带异常等病症。经常食用小美牛肝菌可以增强免疫力、改善机体循环。

◎ 习性：夏秋季在混交林地上分散或成群生长。

◎ 分布：江苏、云南、四川、贵州、西藏、广东、广西等地。

◎宜忌：一般人群均可食用，尤适宜腰腿疼痛、手足麻木、四肢抽搐患者。具有迷幻性，过多食用会中毒。

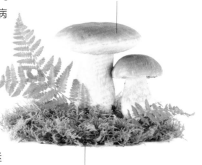

菌盖浅粉肉桂色至浅土黄色，扁半球形至扁平，具茸毛

菌柄具网纹，上部黄色，下基部近似菌盖色

药用部位：子实体 | **小贴士：可煮食、凉拌、蒸制、炒制或在吃火锅时食用**

双色牛肝菌

　　双色牛肝菌有祛风散寒、舒筋通络、强身健体的功效，其可辅助治疗食少腹胀、腰腿疼痛、手足麻木等病症。双色牛肝菌属珍稀菌类，且味香独特、营养丰富，经常食用可强身健体、预防疾病，尤适宜糖尿病患者。

◎ 习性：单生或群生于松栎混交林下，有时也见于冷杉林下。

◎ 分布：四川、云南、西藏等地。

◎ 宜忌：一般人群皆可食用，尤适宜糖尿病、食少腹胀、腰腿疼痛、手足麻木患者。慢性胃炎患者忌多食用。

菌盖中凸呈半球形，有时不甚规则

菌柄长 5-10cm，等粗，基部渐膨大，表面光滑

药用部位：子实体 | **小贴士：可煮食、凉拌、蒸制、炒制或吃火锅时食用。鲜时清香，生尝微甜**

别名：羊肚菜、美味羊肚菌、羊蘑　　性味：味甘，性平　　归经：入脾、胃经

羊肚菌

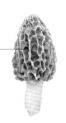

羊肚菌具有健胃消食、补肾壮阳、补脑提神、理气化痰的功效，可辅助治疗消化不良、肾虚阳痿、头晕失眠、痰多气短等病症。羊肚菌含有机锗，常食可以强身健体、提高免疫力、预防感冒。

菌盖近球形、卵形至椭圆形，蛋壳色至淡黄褐色，表面有似羊肚状的凹坑

◎ 习性：生长于圆叶杨、乌桕、梧桐等阔叶林下土壤腐殖质较厚的土地上。

◎ 分布：河南、陕西、甘肃、青海、西藏、新疆、四川、山西、吉林、江苏、云南、河北、北京等地区。

◎ 宜忌：一般人群皆可食用，尤适宜脾胃虚弱、消化不良、痰多气短、头晕失眠患者。

菌柄圆筒状、中空，近似白色，表面平滑或有凹槽

药用部位：子实体 ｜ 小贴士：味道鲜美，营养丰富，炒食、炖食、煲汤均可

别名：绣球菌、对花菌、马牙菌　　性味：味甘，性平　　归经：入肝、胃、大肠经

白蘑

形状如伞，洁如玉盘，嫩如鲜笋

白蘑具有清热排毒、益气安神、化痰理气的功效，可辅助治疗小儿麻疹、燥热不安、失眠惊悸等不良病症。白蘑含有大量膳食纤维，可促进毒素排出，防止便秘，还能在一定程度上预防糖尿病、大肠癌。

◎ 习性：夏秋两季雨后，尤其在立秋前后的草原上大量生长，形成"蘑菇圈"。

◎ 分布：河北、内蒙古地区。

◎ 宜忌：一般人皆可食用，尤适宜癌症、心血管系统疾病、肥胖、便秘、糖尿病、肝炎、肺结核、软骨病患者。

菌柄中生，粗壮，基部稍膨大，白色

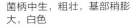

药用部位：子实体 ｜ 小贴士：可熘炒、做馅、涮火锅。也可晾干，以备冬季食用

別名: 马屁包、头状马勃
性味: 味甘，性平　　归经: 入肺经

头状秃马勃

　　头状秃马勃幼时可食，成熟后可全株入药，具有消炎杀菌、消肿止痛的功效。从发酵液分离出广抗菌谱的马勃菌酸，对真菌、阳性菌、革兰氏阳性菌有抑制作用。

◎习性: 夏秋季节于林中地上单生至散生。

◎分布: 河北、吉林、江苏、安徽、江西、福建、湖南、广东、香港、广西、陕西、甘肃、四川、云南等地。

◎宜忌: 一般人群皆可食用，尤适宜真菌感染患者。孕妇慎食。

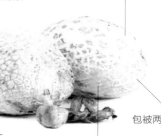

子实体小至中等大，陀螺形，不孕基部发达

包被两层，均薄质

菌盖淡茶色至酱色，初期具微细毛，逐渐光滑，成熟后上部开裂并成片脱落

药用部位: 幼时的子实体　**小贴士: 幼时可食，成熟后可药用。炒食、炖食、煲汤均可**

别名: 稻草菇、兰花菇、秆菇、麻菇　　性味: 味甘，性寒　　归经: 入肺、胃经

草菇

　　草菇具有解暑止渴、清热益气、滋阴补血的功效，可辅助治疗暑热烦渴、头痛眩晕、倦怠乏力、高血压、高脂血症、乳汁不足等。草菇是优良的食药兼用型的营养保健食品，经常食用可促进伤口愈合、增强人体免疫力、防治坏血病。

◎习性: 生于潮湿腐烂的稻草堆上。夏、秋季多人工栽培。

◎分布: 福建、台湾、湖南、广东、广西、四川、云南、西藏等地。

◎宜忌: 平素脾胃虚寒之人忌食。无论鲜品还是干品都不宜浸泡时间过长。

菌盖张开前钟形，展开后伞形，最后呈碟状

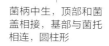

菌柄中生，顶部和菌盖相接，基部与菌托相连，圆柱形

药用部位: 子实体　**小贴士: 去杂洗净后炒食、炖食、煲汤均可，也可做火锅底料，味道鲜美**

香菇

香菇具有软化血管、降压降脂的功效。香菇中含有大量维生素 C 和嘌呤、胆碱、酪氨酸、氧化酶以及某些核酸物质，可起到降血压、降血脂、降低胆固醇的作用，还可预防动脉硬化、肝硬化等疾病。香菇菌盖部分含有双链结构的核糖核酸，进入人体后会产生抗癌干扰素。

⊙ 习性：喜阴凉、潮湿，冬春季生于阔叶树倒木上，群生、散生或单生。

⊙ 分布：山东、河南、浙江、福建、台湾、广东、广西、安徽、湖南、湖北、江西、四川、贵州、云南、陕西、甘肃等地。

⊙ 宜忌：脾胃寒湿气滞和患顽固性皮肤瘙痒者不宜食用。

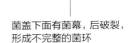

菌盖下面有菌幕，后破裂，形成不完整的菌环

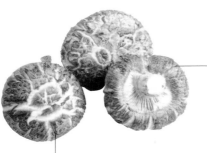

香菇子实体单生、丛生或群生，子实体中等大至稍大

幼时半球形，后呈扁平至稍扁平，表面菱色、浅褐色、深褐色至深肉桂色

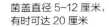

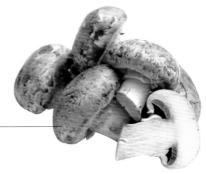

菌盖直径 5~12 厘米，有时可达 20 厘米

药用部位：子实体　小贴士：用温度超过 60℃的热水浸泡 1 小时后，可炒食，也可炖汤

別名：侧耳、糙皮侧耳、蚝菇、黑牡丹菇
性味：味甘，性温　　归经：入肝、胃经

平菇

　　平菇具有舒筋活络、消炎止痛、散寒补虚、抗癌免疫的功效，可辅助治疗手足麻木、腰腿疼痛、经络不通、肝炎、慢性胃炎、胃溃疡、十二指肠溃疡、高血压、软骨病等病症，还可降低血胆固醇、防治尿道结石、调理女性更年期综合征。平菇含多糖体，经常食用可增强人体免疫力，改善人体新陈代谢，对肿瘤细胞也有抑制作用。

◎ 习性：喜多雨、阴凉或相当潮湿的环境。
◎ 分布：全国各地。
◎ 宜忌：菌类食用过敏者忌食。

菌盖白色、乳白色至棕褐色

菌柄较短，长 1~3 厘米，粗 1~2 厘米，基部常有茸毛

菌柄常基部较细，中上部变粗，内部较实，且富纤维质的表面，孢子印白色

菌盖渐老则开裂

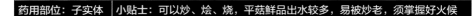

药用部位：子实体　**小贴士：可以炒、烩、烧，平菇鲜品出水较多，易被炒老，须掌握好火候**

別名：毛柄小火菇、构菌、朴菇、朴菰、冻菌、金菇、智力菇
性味：味甘、咸，性寒　　归经：入脾、胃、肾经

金针菇

　　金针菇具有补肝、养胃、润肠的功效，可辅助治疗肝病、胃肠炎、溃疡、肿瘤等病症。常食金针菇还可缓解疲劳、降低胆固醇、防治心血管疾病、提高免疫力、抑制癌细胞生长扩散。金针菇锌含量较高，男性常食可预防前列腺疾病；金针菇是高钾低钠食品，老年人常食可防治高血压。

◎ 习性：这是一种木材腐生菌，易生长在柳、榆、白杨树等阔叶树的枯树干及树桩上。

◎ 分布：北起黑龙江，南至云南，东起江苏，西至新疆均适合金针菇的生长。

◎ 宜忌：金针菇性寒，故平素脾胃虚寒、腹泻便溏的人忌食。此外，金针菇不宜生吃，宜在沸水中烫过烹调成各种熟食。

菌盖呈球形或扁半球形

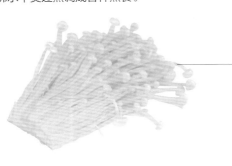

菌柄较长，中空，细圆柱形

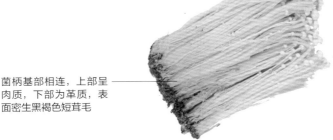

菌柄基部相连，上部呈肉质，下部为革质，表面密生黑褐色短茸毛

药用部位：子实体　｜　小贴士：营养丰富，清香扑鼻而且味道鲜美，是凉拌菜和火锅的上好食材

別名：猴头菌、猴头蘑、刺猬菌、猬菌
性味：味甘，性平　　归经：入脾、胃、肾经

猴头菇

　　猴头菇具有健胃消食、补肾壮阳、安神益气的功效，可辅助治疗食少便溏、消化不良、肾虚阳痿、胃炎胃溃疡、十二指肠溃疡、失眠多梦、神经衰弱、胃癌、肠癌等病症。经常食用猴头菇可增强人体免疫力，预防疾病，老年人多食则能滋补强身。

◎ 习性：多生长于森林不太稠密，空气较流通，湿度较高及 20℃左右的环境下。

◎ 分布：东北各省和河南、河北、西藏、山西、甘肃、陕西、内蒙古、四川、湖北、广西、浙江等地。

◎ 宜忌：尤其适宜食管癌、贲门癌、胃癌、慢性胃炎、胃及十二指肠溃疡、心血管疾病患者以及体虚、营养不良、神经衰弱者食用。

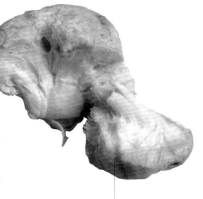

菌丝细胞壁薄，具横隔，有锁状联合

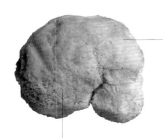

新鲜时呈白色，干燥时变成褐色或淡棕色

子实体呈块状，扁半球形或头形，肉质

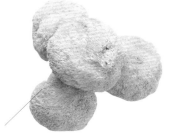

菌刺密集下垂，覆盖整个子实体，肉刺圆筒形

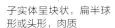

药用部位：子实体　｜　小贴士：经过洗涤、涨发、漂洗 3 个阶段，直至烂如豆腐才可烹制

别名：鸡腿蘑、毛头鬼伞
性味：味甘，性平　　归经：入心、胃经

鸡腿菇

　　鸡腿菇具有安神定气、补益脾胃、利尿通便的功效，可辅助治疗烦热不安、脾胃不适、便秘、痔疮等病症。鸡腿菇含活性抗癌物质，长期食用可降低血糖浓度，有助于治疗糖尿病，还有抑制癌细胞生长扩散的作用。

◎习性：春夏秋季雨后生于田野、林园、路边，甚至茅屋屋顶上。

◎分布：黑龙江、吉林、河北、山西、内蒙古等地。

◎宜忌：痛风患者不宜食用。

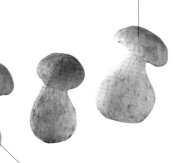

菌盖幼时近光滑，后有平伏的鳞片或表面有裂纹

菇蕾期菌盖圆柱形，连同菌柄状似鸡腿，后期钟形

药用部位：子实体｜**小贴士：炒食、炖食、煲汤均久煮不烂，口感滑嫩，清香味美**

别名：杨树菇、茶薪菇、柱状环锈伞　　性味：味甘，性平　　归经：入脾、肺经

茶树菇

　　茶树菇具有补肾壮阳、滋阴补气、开胃、消肿、美容、保健的功效，可辅助治疗肾虚、尿频、水肿、小儿低热、尿床等病症。茶树菇含大量多糖，可降低胆固醇，延缓衰老，抑制癌细胞生长扩散，有较好的防癌、抗癌作用。

◎习性：生长于小乔木类油茶林腐朽的树根部及其周围，生长季节主要集中在春、夏之交及中秋前后。

◎分布：主要生产地为江西广昌县、黎川县和福建古田县。

◎宜忌：茶树菇与鹌鹑同食会降低营养价值。

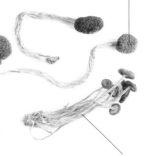

子实体单生、双生或丛生，表面平滑，初暗红褐色，有浅皱纹

成熟期菌柄变硬，菌柄附暗淡黏状物，菌环残留在菌柄上或附于菌盖边缘自动脱落

药用部位：子实体｜**小贴士：可以炒、烩、烧、炖汤，也可做火锅底料，味道鲜美，脆嫩可口**

別名：赤芝、红芝、木灵芝、菌灵芝

性味：味甘，性平　　归经：入心、肝、脾、肺、肾经

灵芝

　　灵芝具有止咳平喘、安神养心、补气养血的功效，可辅助治疗咳嗽、气喘、失眠多梦、消化不良等病症，还能调节血压血脂、保护肝脏，有一定抗肿瘤作用。食用灵芝能增加心肌血流量和冠脉血流量，降低心肺耗氧量，增强耐缺氧能力，提高人体免疫力，延缓衰老。

◎ 习性：属高温性菌类，在 15~35℃均能生长，适温为 25~30℃。

◎ 分布：以长江以南为多，安徽、江西、福建、广东、广西等地均有分布。

◎ 宜忌：灵芝入五脏肾，补益全身五脏之气，所以心、肺、肝、脾、肾脏虚弱者均可服之。

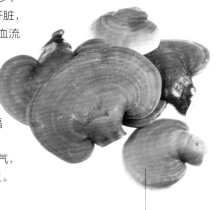

菌盖多肾形、半圆形，黄褐色或红褐色

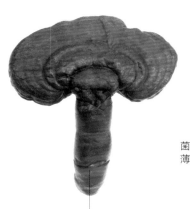

菌盖质地坚硬，边缘薄而平截，稍内卷

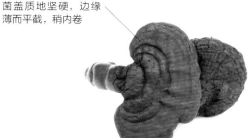

菌柄侧生，极少偏生，长于菌盖直径，紫褐色至黑色，有漆样光泽，坚硬

药用部位：全体　　│　小贴士：晒干后的灵芝需贮存于干燥、防霉、防蛀、通风、阴凉处

木耳

　　木耳具有滋阴润肺、益气补血、止血止痛的功效，可辅助治疗肺虚咳嗽、吐血、崩漏、痔疮出血等病症。木耳是一种天然补血食品，含铁量高，可以及时为人体补充足够的铁质。它的子实体中富含多糖，有防癌抗癌的作用。

◎ **习性**：生长于栎、杨、榕、槐等多种阔叶树的腐木上，丛生，常屋瓦状叠生。也可以用阔叶树类的椴木和木屑人工栽培。生长需散光、湿润和温暖的环境。

◎ **分布**：河北、山西、内蒙古、黑龙江、江苏、安徽、浙江、江西、福建、台湾、河南、广西、广东、香港、陕西、甘肃、青海、四川、贵州、云南、海南等地。

◎ **宜忌**：出血性疾病患者及肠胃功能较弱者忌食。采来的木耳如颜色有变，就有毒，夜间发光的木耳也有毒，欲烂而不生虫的也有毒。

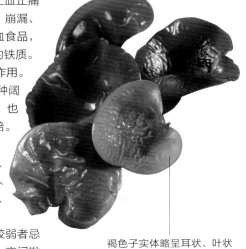

褐色子实体略呈耳状、叶状或杯状，湿润时半透明

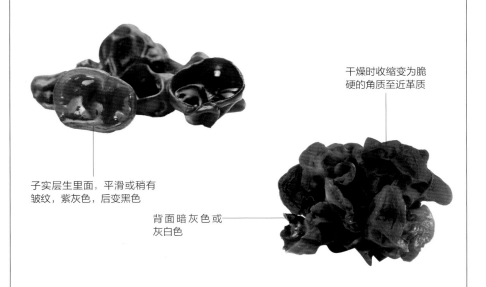

干燥时收缩变为脆硬的角质至近革质

子实层生里面，平滑或稍有皱纹，紫灰色，后变黑色

背面暗灰色或灰白色

药用部位：子实体　　**小贴士**：黑木耳贮藏适温为 0℃，相对湿度 95% 以上为宜

别名：白木耳、雪耳、银耳子

性味：味甘、淡，性平　　归经：入心、肺、肾、胃经

银耳

银耳具有滋阴润肺、补肾强精、强心和血、提神补脑、益气生津、养颜益寿的功效，可辅助治疗咳嗽、痰血、口渴、胸闷气短、倦怠乏力、病后体虚等病症。常食银耳可提高肝脏解毒能力，增强机体抗肿瘤的免疫力，尤适宜需要放疗、化疗的肿瘤患者。

◎ 习性：夏秋季生于阔叶树腐木上。

◎ 分布：四川、浙江、福建、江苏、江西、安徽、台湾、湖北、海南、湖南、广东、广西、贵州、云南、陕西、甘肃、内蒙古和西藏等地区。

◎ 宜忌：一般人群皆可食用，尤适宜虚劳咳嗽、痰中带血、津少口渴、病后体虚、气短乏力患者。

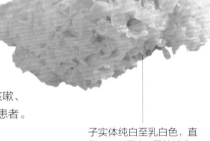

子实体纯白至乳白色，直径5~10厘米，柔软洁白，半透明，富有弹性

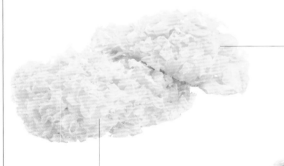

干后收缩，角质，硬而脆，白色或米黄色

近球形或近卵圆形，纵分隔

由数片至10余片瓣片组成，形似菊花、牡丹或绣球

药用部位：子实体　｜　小贴士：泡发后应去掉未开发的部分，可凉拌或做汤、做甜品等

別名：竹参、面纱菌
性味：味甘，性凉　　归经：入肺、胃经

竹荪

竹荪具有止咳润肺、清热宁神、益气补脑的功效，可辅助治疗肺虚、热咳、痢疾、喉炎、白带、高血压、高脂血症等。竹荪富含多种氨基酸、维生素、无机盐等，可补充人体必需的营养物质，提高机体的免疫抗病能力。

◎ 习性：遮光下温度保持 20~24℃，相对湿度 65%~70%。

◎ 分布：江西、福建、云南、四川、贵州、湖北、安徽、江苏、浙江、广西、海南等地。

◎ 宜忌：脾胃虚寒、腹泻者不宜多吃。

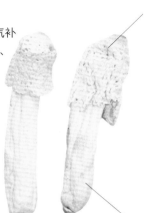

菌盖钟形，盖表凹凸不平呈网格状，凹部分密布担孢子

柄中空，高 15 ~ 20cm，白色，外表由海绵状小孔组成

药用部位：子实体 | **小贴士：干品烹制前先用淡盐水泡发，剪去菌盖头、去除花朵部分**

別名：白参、天花菌、八担柴、树胡子　　性味：味甘，性平　　归经：入脾经

树花

树花具有镇痛、抗癌、降压的功效，其萃取物可入药，辅助治疗肝癌、肺癌、乳腺癌，还可改善肿瘤化疗所致的食欲不振、恶心呕吐、脱发等不良反应。树花能增强人体对胰岛素的敏感性，有助于控制血糖、降低血压、抑制脂肪细胞堆积、增强免疫力。

◎ 习性：生长在高山林海里。

◎ 分布：东北、华北、华东、中南、西南及陕西、甘肃、台湾、西藏等地。

◎ 宜忌：一般人群皆可食用，尤适宜高血压、食欲不振、癌症、免疫力低下患者。

盖面白色至灰白色，有茸毛或粗毛，常有环纹，盖缘反卷，有多数裂瓣，呈小云状锯齿

菌肉薄干，韧，白色带褐色

药用部位：子实体 | **小贴士：用石灰水煮泡后漂洗，去掉其苦涩味，配以佐料作凉拌菜食用**

紫菜

紫菜具有止咳平喘、消肿止痛、清心安神的功效，可辅助治疗咳嗽、气喘、痰多、咽喉肿痛、心烦失眠、惊悸、眩晕等病症。常食紫菜还可改善肾虚所致的水肿、小便不利等症状。

◎ 习性：多生长在大海中潮带岩石上，2~3月为其生长盛期。

◎ 分布：辽宁、山东、江苏、浙江、福建等地。

◎ 宜忌：一般人群皆可食用，尤适宜咳嗽、气喘、咽喉肿痛、心烦不眠、惊悸怔忡、头目眩晕患者。

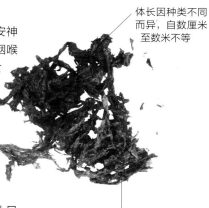

体长因种类不同而异，自数厘米至数米不等

藻体紫红色或青紫色

药用部位：全株　小贴士：不论做汤、面、拌饭、水饺，都可以在上面撒一些紫菜丝

别名：海荠菜、海芛苣、绿色海参　　性味：味甘、咸，性凉　　归经：入心、胃经

裙带菜

裙带菜具有利尿通便、清肠润肤、清热生津的功效，可辅助治疗小便不利、便秘、肠胃不适、燥热等症状。裙带菜的黏液中含有褐藻酸和岩藻固醇，可降低高血压和血胆固醇，有利于体内多余钠离子的排出，改善和强化血管，防止动脉硬化和脑血栓的发生。

◎ 习性：生长在大海中的裙带菜，有规范和重复固定的生长和繁殖周期。

◎ 分布：辽宁的旅顺、大连、金州，山东青岛、烟台、威海和浙江舟山群岛等地。

◎ 宜忌：一般人群皆可食用，尤适宜高血压、脑血栓患者。

藻体绿褐色，分叶片、柄部、固着器三部分

叶似芭蕉，中肋明显，边缘羽状分裂

药用部位：全株　小贴士：做汤，可与鱼类、牛奶、小麦等一起煮食，也可煮熟后加糖凉拌

别名：江白菜、昆布

性味：味咸，性寒　　归经：入肝、胃、肾经

海带

海带具有止咳平喘、祛脂降压、化痰散结、泄热利水的功效，可辅助治疗咳嗽气喘、痰多、冠心病、高血压、肥胖病、水肿等病症。海带含大量的不饱和脂肪酸和食物纤维，能清除附着在血管壁上的胆固醇，促进排泄，调理肠胃，提高机体免疫力。

◎ 习性：海带生长海区要求水流通畅，水质肥沃，安全系数高。

◎ 分布：黄海、渤海附近海域。

◎ 宜忌：一般人群皆可食用，尤适宜瘿瘤、瘰疬、疝气下堕、咳喘、水肿、高血压、冠心病患者。脾胃虚寒者忌食，身体消瘦者不宜食用。

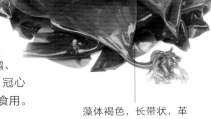

藻体褐色，长带状，革质，一般长 2~6 米，宽 20~30 厘米

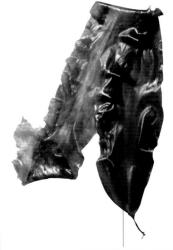

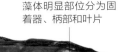

藻体明显部位分为固着器、柄部和叶片

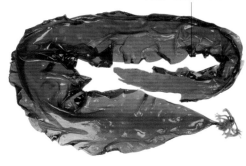

固着器假根状，柄部粗短圆柱形，柄上部为宽大长带状的叶片

药用部位：全株　　小贴士：既可凉拌，又可做汤。食用时应当将浸泡的水和海带一起下锅做汤

鹅掌菜

　　鹅掌菜具有消肿利水、润肺止咳、消炎明目的功效，入药可辅助治疗咳嗽、肺结核、甲状腺肿、颈淋巴结肿、支气管炎、老年性白内障等病症。食用鹅掌菜还可缓解吐血病带来的困扰。

◎ 习性：生长于流急浪大的大干潮线以下1~5米的岩石上。

◎ 分布：浙江、福建的沿海地区。

◎ 宜忌：一般人群皆可食用，尤适宜支气管炎、肺结核、咳嗽、老年性白内障患者。

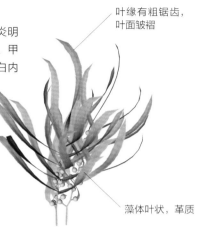

叶缘有粗锯齿，叶面皱褶

藻体叶状，革质

药用部位：全株 | **小贴士：可拌饭，做汤。如鹅掌菜煮黄豆，鹅掌菜苡仁蛋汤**

羊栖菜

　　羊栖菜具有补血、通便、降压的功效，可辅助治疗贫血、便秘、骨质疏松、动脉硬化、糖尿病、肥胖症、肠癌等病症。羊栖菜所含多糖，能促进造血、增强免疫力，有一定的抗肿瘤作用；所含植物纤维素可改善便秘，防止肛肠疾病的发生。常食羊栖菜还能降低胆固醇，防止血栓形成。

◎ 习性：生长在低潮带岩石上。

◎ 分布：北起辽东半岛，南至雷州半岛均有分布，以浙江沿海最多。

◎ 宜忌：服用中药甘草之人，忌食羊栖菜。脾胃虚寒者忌食用。

藻体黄褐色，肥厚多汁，叶状体的变异很大

羊栖菜雌、雄异株，异托，生殖托圆柱状顶端钝，表面光滑，基部具有柄，单条或偶有分枝

药用部位：全株 | **小贴士：可凉拌或做汤。加入味精、盐、醋、蒜头、食用调和油拌匀即可**

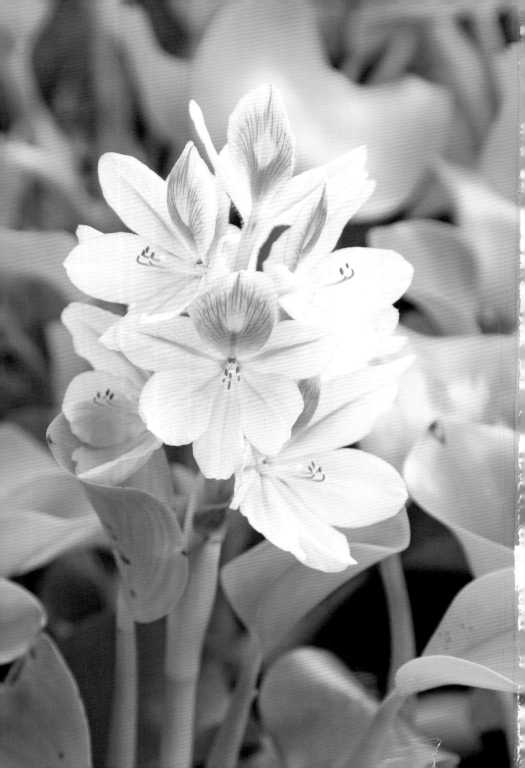